Christine Laouénan

La santé de mon enfant

Les petits à-coups

Éditions Pascal
34, rue Broca - Paris Ve
Mutualité Française
255, rue de Vaugirard - Paris XVe

Anne Desallangre, responsable d'éditions
pour la Mutualité Française
Patrick Lefrançois, directeur de collection
aux Éditions Pascal

Les questions de santé et de bien-être préoccupent de façon croissante les Français. La Mutualité Fançaise a souhaité renforcer son rôle d'acteur de santé en contribuant à la qualité des informations données dans ce domaine. À cet effet, elle a créé avec les éditions Pascal la collection *Mon Guide* dont l'objectif est, sur un sujet de santé, de mettre à la disposition du public, dans un format facile d'utilisation, des informations pratiques et des conseils validés par des médecins et des experts.

Table des matières

Avant-propos

Aider son enfant à grandir et à s'épanouir en toute sécurité.

Quel enjeu majeur pour les parents qui acquièrent un savoir-faire sans cesse renouvelé pour s'adapter à l'évolution constante de leur progéniture !

Ces guides pratiques traitent des quatre étapes majeures de la croissance d'un enfant entre 1 et 13 ans[1]: 1-3 ans, 3-6 ans, 6-11 ans et 11-13 ans. Enfin, le dernier de cette série de guides est consacré aux à-coups de santé qui peuvent émailler, à tous âges, son quotidien.

Chacun de ces ouvrages apporte des réponses à vos questionnements et des conseils pratiques qui ont été validés par un pédiatre et une psychologue pour le bien-être physique et mental de votre enfant.

Des adresses utiles et des liens Internet permettront également aux parents de poursuivre leurs recherches sur les thèmes qui les intéressent plus particulièrement.

En vous souhaitant un bon apprentissage de l'éducation de votre enfant…

Christine Laouénan

1. Âge auquel débute l'adolescence. Cf Christine Laouénan, *Comprendre nos Ados*, co-éditions Mutualité Française – Editions Pascal, 2010.

I

Les à-coups de santé

Mon enfant a de la fièvre

Il est relativement facile de déterminer lorsque son enfant est fiévreux : abattu, il a le front chaud, les yeux brillants et il réclame à boire. Bien qu'il soit replié sous ses couvertures, il grelotte de froid. Lorsque vous prenez sa température, le thermomètre grimpe jusqu'à 38,5° ou plus.

Réaction normale de l'organisme pour lutter contre les micro-organismes (virus, bactérie...), la fièvre préfigure généralement l'arrivée d'une maladie bénigne dont les symptômes apparaissent au bout de quelques heures : nez qui coule, diarrhée, rougeurs sur le corps, mal à l'oreille, à la gorge...

Ce qu'il est conseillé de faire

• Donner à boire à votre enfant des boissons fraîches. S'il n'a pas faim, n'insistez pas.

• Aérer la pièce, tout en protégeant votre enfant du froid.

• Lorsque la température est en phase d'ascension, habillez-le avec des vêtements légers, sans toutefois le dénuder.

À éviter

• Donner à votre enfant un anti-pyrétique (médicament contre la fièvre) si sa température n'excède pas 38,5°.

• Lui faire prendre un bain (inférieur de 2° C à sa température). Jusqu'alors courante, cette pratique n'est désormais plus recommandée par les autorités sanitaires.

Quand faut-il consulter ?

Lorsque la température dépasse les 38°C pendant plus de 2 jours et si d'autres signes accompagnent cette poussée de fièvre.

En pratique

Lire les recommandations de l'AFSSAPS (Association française de sécurité sanitaire des produits de santé) sur « le traitement de la fièvre chez l'enfant ».

www.afssaps.fr

Agir face aux convulsions fébriles

La fièvre de votre enfant peut entraîner des convulsions ; pris de mouvements incontrôlés, il devient tout raide ou tout mou, avec un regard révulsé. Au bout de quelques minutes qui sont terriblement angoissantes pour vous, il revient à lui, un peu hagard, avant de s'endormir paisiblement. Survenant par crises, ces convulsions fébriles sont sans gravité dans la majorité des cas et ne provoquent aucun dommage pour le cerveau. Elles sont dues à une hausse brutale de la température, toujours supérieure à 38° C. « *Les convulsions fébriles surviennent au cours des affections les plus courantes : rhino pharyngite, grippe, infection respiratoire* », signale le Dr Julien Cohen Solal, pédiatre.[1]

☺ Ce qu'il est conseillé de faire

- Lui donner un anti-pyrétique (sous forme de suppositoire) pour faire baisser la fièvre.
- Veillez à ce que sa respiration puisse se faire correctement.
- Rafraîchissez-le avec des compresses froides, sur le front, les cuisses.
- Consulter.

⚠ À éviter

- Essayer de tenir votre enfant ou d'arrêter les mouvements convulsifs.
- Tenter des manœuvres de réanimation.

- Introduire un tissu dans sa bouche ; vous risquez de lui casser une dent ou de le faire vomir.
- Lui donner à boire tant qu'il demeure inconscient.

Quand faut-il consulter ?

Appelez sans tarder le 15 (SAMU) ou le 112 (numéro d'urgence européen).

En attendant les secours, placez l'enfant sur le côté, en veillant à ce qu'il dispose de suffisamment d'espace pour bien respirer et demeurez près de lui. Les convulsions peuvent révéler une affection plus grave et, en particulier, une méningite ou une épilepsie.

✐ Mon enfant a le nez qui coule

Un enfant avec le nez qui coule pendant l'hiver : quoi de plus courant et banal, surtout lorsqu'il fréquente une collectivité (crèche, école). Équivalent du rhume chez l'adulte, la rhino-pharyngite qui est le plus souvent d'origine infectieuse se révèle en effet très contagieuse. Outre l'écoulement nasal, votre enfant a la température qui disparaît généralement au bout de 48 heures, ainsi qu'une inflammation et une rougeur au fond de la gorge. La nuit, il ronfle et respire par la bouche ; d'où un risque de déshydratation. Généralement, l'infection rhino-pharyngée guérit spontanément au bout de six à dix jours.

Si cette infection n'est pas traitée, elle peut se compliquer chez les enfants les plus jeunes : otite, conjonctivite, laryngite, bronchite… « *Très schématiquement, on observe plus volontiers des rhino-pharyngites et des otites entre un et trois ans, et des angines entre trois et six ans* », constatent les Drs Lyonel Rossant et Jacqueline Rossant-Lumbroso.[2]

☺ Ce qu'il est conseillé de faire

• Mettez votre enfant au repos au lit.

• Donnez-lui souvent à boire.

• Fractionnez les repas pour ne pas le fatiguer.

• Mouchez son nez narine après narine. S'il est trop jeune pour le faire, des « mouche-bébé » sont vendus en pharmacie.

• Instillez des gouttes de sérum physiologique et dégagez le nez.

• Donnez-lui des antipyrétiques qui font baisser la température, de type paracétamol (toutes les 6 heures).

• Surélevez sa tête lorsqu'il dort (par exemple avec un coussin placé sous son matelas).

• Réglez la température de sa chambre autour de 19/20°,

avec un taux d'humidité entre 80 et 90%, afin de liquéfier les sécrétions des voies respiratoires et de réduire ainsi la toux. Des humidificateurs sont souvent utiles.

- Aérez régulièrement sa chambre, y compris en hiver.

À éviter

- Exposer votre enfant à la fumée du tabac.
- Trop chauffer votre domicile.
- Lui donner un bain (inférieur de 2° C à sa température).

Quand faut-il consulter ?

En cas de forte fièvre (plus de 38,5° C) qui dure plus de 48 heures ou qui revient après avoir disparu.

Si votre enfant a des sécrétions jaunes ou verdâtres qui encombrent le nez, des douleurs à l'oreille, des maux de tête ou de gorge, des difficultés respiratoires.

Quand ôter les végétations ?

Lorsqu'un enfant est atteint de rhinopharyngites à répétition, les végétations peuvent gonfler de manière durable et provoquer une inflammation qui persiste, malgré les traitements : toux répétée, otite, sinusite, bronchite ou nez bouché. Dans ce cas, le pédiatre peut vous conseiller d'ôter les végétations, après l'âge de deux ans. S'il n'est pas rare qu'une otite se développe dans les deux semaines qui suivent l'intervention, celle-ci est en général la dernière d'une longue série.

Bon à savoir

De la même famille que les ganglions, les végétations adénoïdes, appelées plus couramment végétation, sont des petits organes situés au fond du nez et dans la partie supérieure de la gorge ; ils jouent un rôle important dans la défense immunitaire.

Mon enfant tousse

Accompagnant souvent le rhume, la toux constitue une réaction normale de l'organisme à une irritation des voies respiratoires. Aussi, constitue-t-elle l'un des symptômes majeurs de certaines maladies infectieuses : rhinopharyngite, laryngite, bronchite, bronchiolite, otite… Favorisée par la pollution, l'humidité, la toux peut avoir d'autres origines, en particulier lorsque l'enfant a avalé un corps étranger ou qu'il a respiré certaines substances (gaz, poussière). Très irritante et fatigante, la toux s'exacerbe la nuit, en position allongée.

La toux est-elle sèche ou grasse (avec glaires) ? Dans ce dernier cas, les voies respiratoires sont suffisamment dégagées pour dégager les mucosités encombrantes. Il arrive parfois que la toux grasse de l'enfant le fasse vomir.

Ce qu'il est conseillé de faire

- Mettez votre enfant en position assise ou semi-assise.
- Lavez-lui le nez avec du soluté physiologique.
- Donnez- lui à boire fréquemment.
- Aérez et humidifiez sa chambre, ainsi que les autres pièces de l'appartement ou de la maison.
- Évitez de fumer.
- S'il a plus de trois ans, faites-lui inhaler de la vapeur d'eau, en plaçant son visage au-dessus d'un bol d'eau chaude.

À éviter

- Lui demander d'arrêter de tousser : il ne peut pas et, surtout, cela peut l'aider à dégager les voies respiratoires.

Quand faut-il consulter ?

Lorsque la toux persiste et s'accompagne de fièvre et d'un écoulement nasal.

Mon enfant a mal à la gorge

Souvent considéré comme le signe annonciateur d'une angine, le mal de gorge peut également être le symptôme d'une rhinopharyngite. Si votre enfant a une angine, la douleur à la gorge est plus ou moins intense, associée souvent à une température élevée, des frissons et à une sensation de malaise général. Lorsque l'inflammation est sévère, il a du mal à avaler sa salive et vomit fréquemment. Très fréquentes après l'âge de deux ans, les angines constituent une infection de la gorge et, en particulier, des amygdales ou des tissus avoisinants ; d'où l'apparition de ganglions et une gorge enflammée, rouge (angine rouge) ou avec des points blancs (angine pultacée).

Ce qu'il est conseillé de faire

- Mettez votre enfant au repos au lit.
- Proposez-lui fréquemment des boissons froides et des crèmes glacées à sucer par petites quantités ou des boissons chaudes sucrées avec du miel.
- S'il a mal quand il avale, servez-lui des aliments en bouillie ou une purée : soupes, semoule…
- Donnez-lui des bonbons à sucer pour favoriser la production de salive qui améliore la déglutition.
- Donnez-lui un anti-pyrétique pour faire baisser la fièvre.

À éviter

- Lui donner un bain (inférieur de 2° C à sa température).

Quand faut-il consulter ?

Si les troubles de votre enfant ne s'améliorent pas au bout de 48 heures, s'il a très mal à la gorge et qu'il souffre de symptômes : fièvre, mal de tête, vomissements, difficultés à respirer.

✎ Mon enfant respire mal : et si c'était une bronchiolite

Très enrhumé et fiévreux, votre enfant tousse et respire mal. Il peut également avoir perdu l'appétit. Il est possible qu'il souffre de bronchiolite, une infection virale respiratoire touchant les bronchioles (petites bronches). Très contagieuse, la bronchiolite se répand comme une traînée de poudre durant l'hiver, surtout parmi les enfants en bas âge (de trois mois à deux ans). Le virus se transmet, en effet, par la salive, les éternuements, la toux mais également indirectement par les mains ou les objets souillés.

Si la bronchiolite dure le plus souvent une semaine, la toux peut persister un peu plus longtemps.

☺ Ce qu'il est conseillé de faire

• Lavez le nez de votre enfant avec du sérum physiologique ou autre produit similaire. Mouchez-le régulièrement ou utilisez un mouche-bébé (vendu en pharmacie) pour éviter que le virus s'étende vers les bronches.

• Lavez-vous soigneusement les mains avec du savon, avant de vous approcher de votre enfant, surtout si vous venez d'éternuer ou de vous moucher.

• Portez un masque si vous avez un rhume.

• Lavez tous les objets qui seront portés à la bouche de votre enfant : tétine, petite cuillère, verre… Faites en sorte qu'ils ne soient pas utilisés par d'autres membres de la famille.

• Privilégiez un environnement sain ; veillez à ce que la température de la chambre n'excède pas 19° et à ce que la pièce où il dort soit régulièrement aérée et dépoussiérée.

• Donnez-lui un antipyrétique (de type paracétamol) pour faire baisser la fièvre.

À éviter

• Embrasser votre enfant si vous êtes enrhumé(e).

• L'exposer à une atmosphère enfumée. En effet, le tabagisme passif fragilise les bronches (les bronchioles en particulier) et représente un facteur de risque important d'infections respiratoires potentiellement sévères.

• Les promenades dans les lieux publics : grands magasins, transports en commun... Si votre enfant est particulièrement fragile, gardez-le chez vous quelque temps, si possible, hors de la crèche ou de l'école.

• Lui donner un bain (inférieur de 2° C à sa température).

Quand faut-il consulter ?

Dès que vous avez le moindre doute sur l'état de votre enfant.

En pratique

www.bronchiolite-vrs.org

• L'Institut national de prévention et d'éducation pour la santé (INPES) a édité une brochure sur la bronchiolite.

www.inpes.sante.fr

Accessible également sur le site de la Société française de pédiatrie.

www.sfpediatrie.com/

Mon enfant a mal à l'oreille : et si c'était une otite ?

Si votre enfant se plaint d'avoir mal à une oreille et souffre de fièvre et d'une baisse d'audition, il est fort probable qu'il ait une otite, une inflammation qui peut se produire dans le conduit auditif externe (oreille moyenne qui touche la partie du conduit auditif située à l'arrière du tympan) ou interne (cochlée).

Schéma de l'oreille en coupe frontale

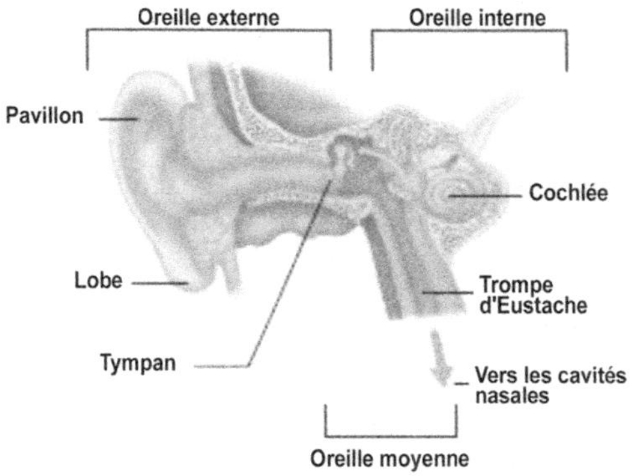

Les otites sont plus fréquentes chez l'enfant jusque vers 6-7 ans qui n'a pas un système immunitaire suffisamment développé pour se protéger contre ce risque. Généralement, l'otite se manifeste à la suite d'une rhino-pharyngite mal soignée.

Si du pus s'écoule dans le conduit externe de l'oreille, c'est le signe que l'otite s'est spontanément perforée ; dans ce cas pas d'affolement, le tympan cicatrisera en quelques jours.

Certaines otites peuvent devenir chroniques chez certains enfants. Le risque est l'otite séreuse, fréquente durant l'hiver, qui se manifeste sans bruit : pas de fièvre, pas de douleur nocturne… mais une baisse éventuelle de l'audition qui risque de freiner les apprentissages scolaires et de perturber le caractère de l'enfant : il devient agressif, agité ou rêveur.

« Dans 85% des cas, on trouve des antécédents familiaux allergiques », précisent les Drs Rossant.

☺ Ce qu'il est conseillé de faire

• Lavez le nez de votre enfant avec du sérum physiologique ou avec un spray d'eau de mer ionisée.

• Veillez à ce que la chambre soit régulièrement aérée et dépoussiérée et que la température n'excède pas 19°.

• Posez un bol d'eau sur le radiateur ou achetez un humidificateur. En diffusant en permanence de la vapeur d'eau, cet appareil électrique évite les irritations des voies respiratoires dues à un air trop sec.

⚠ À éviter

• Ne pas instiller des gouttes auriculaires sans l'avis du pédiatre.

• La fréquentation de la piscine.

• Exposer votre enfant à une atmosphère enfumée.

Quand faut-il consulter ?

Dès que votre enfant souffre de douleurs à l'oreille.

Bon à savoir : Paracentèse ou diabolo ?

Le médecin peut vous prescrire une paracentèse ou la mise en place d'un diabolo (ou yoyo). Moins fréquemment pratiquée, la paracentèse consiste à pratiquer l'incision du tympan à l'aide d'une aiguille pour aspirer le pus (sécrétions purulentes).

Petits drains en plastique, les aérateurs trans-tympaniques (encore appelés « yo-yo » ou « diabolo ») sont placés de sorte à aérer le tympan et à faciliter l'évacuation du liquide retenu derrière. L'ORL vérifiera régulièrement qu'ils sont toujours bien en place... jusqu'au jour où les yoyos tomberont tout seuls, après reconstruction progressive du tympan.

Ces deux interventions s'effectuent sous anesthésie.

✐ Mon enfant vomit et a des selles liquides : et si c'était une gastro-entérite ?

La crèche ou l'école vous appelle d'urgence parce que votre enfant est fiévreux, vomit et souffre de diarrhée ; ces trois (ou parfois deux) symptômes conjugués sont caractéristiques de la gastro-entérite virale, une maladie très contagieuse qui sévit dans les collectivités, surtout l'hiver. Les mains constituent le vecteur principal de la transmission de la gastro-entérite virale.

Si ces symptômes durent de 5 à 7 jours, l'enfant peut toutefois rester contagieux deux semaines après l'arrêt de la diarrhée. Le virus le plus souvent en cause chez l'enfant est le rotavirus qui génère une inflammation de la paroi de l'estomac et de l'intestin ; d'où le risque de provoquer également des douleurs abdominales. Le risque majeur de la gastro-entérite est la déshydratation, en particulier chez les jeunes enfants.

☺ Ce qu'il est conseillé de faire

☞ *En cas de diarrhée*

Réhydratez votre enfant : donnez-lui à boire de l'eau sucrée ou du coca, après avoir ôté au préalable le gaz en agitant le produit avec une cuillère. Des solutés de réhydratation orale (SRO) vendus en pharmacie permettent d'assurer la réhydratation et d'apporter des éléments nutritifs aux cellules.

Proposez-lui des aliments anti-diarrhéiques : soupe de carottes, eau de riz, bananes, pommes (râpées, en compote), gelée ou compote de coings, pain grillé. Ensuite, vous pourrez progressivement réintroduire les aliments habituels.

☞ *En cas de vomissements*

Donnez à boire de l'eau par petites quantités pour éviter que votre enfant vomisse à nouveau.

☞ *Eviter la contamination*

Donnez l'exemple à votre enfant en vous lavant fréquemment les mains avec de l'eau et du savon ; encouragez-le également à passer au lavabo lorsqu'il sort des toilettes.

À éviter

- Les laitages, les jus de fruits.
- Les médicaments anti-diarrhéiques.

Quand faut-il consulter ?

Lorsque les diarrhées importantes sont associées à des vomissements et à une fièvre élevée.

En pratique

- La brochure éditée par la Société française de pédiatrie (SFP) « Avec les SRO, trop à la gastro ».

www.sfpediatrie.com

✎ Mon enfant a de l'acné

Peu de jeunes pré-pubères échappent à l'apparition de l'acné qui, dès 10-12 ans, constitue l'un des signes de la grande activité hormonale et, en particulier, de la testostérone ; cette hormone mâle entraîne une hyperactivité des glandes sébacées, avec risque d'infection et d'inflammation. D'où l'apparition de microkystes, des boutons noirs (comédons) qui peuvent s'infecter et devenir rouges puis blancs sur les épaules, le visage et, en particulier, sur les ailes du nez. Si, dans la majorité des cas, l'hérédité familiale joue un rôle important dans l'apparition de l'acné, d'autres facteurs peuvent également intervenir, notamment la pollution, le soleil ou un dysfonctionnement hormonal chez les filles. Rassurez-vous, normalement l'acné de votre enfant disparaîtra à partir de vingt ans environ.

☺ Ce qu'il est conseillé de faire

☞ *Traiter l'acné*

Prenez rendez-vous auprès d'un dermatologue qui prescrira un traitement adapté et effectuera un nettoyage de peau, en enlevant notamment les boutons infectés.

☞ *Respecter une hygiène rigoureuse*

Encouragez votre pré-ado à se nettoyer la peau matin et soir avec un produit pour peaux à tendance acnéiques qui aura été conseillé par le médecin ou le pharmacien.

☞ *Dédramatiser*

Rassurez votre enfant pour qu'il conserve une bonne image de lui-même.

⚠ À éviter

☞ *Le soleil*

C'est un faux ami qui favorise l'apparition de l'acné.

☞ *Les produits à base d'alcool*

N'essayez pas de « dégraisser » la peau avec de l'alcool ou avec autres produits qui excitent davantage les glandes sébacées.

☞ *Toucher les boutons*

Ne tentez pas de percer ou de presser les boutons et les points noirs, sinon ils risquent de s'infecter en laissant des cicatrices.

En pratique

• Télécharger la brochure « Mieux protéger ma peau », éditée par la Mutualité Française.

www.mutualite.fr/ (onglet : actualités, fiches santé).

• Consulter le site du Syndicat national des dermatologues.

www.syndicatdermatos.org

• Un dossier d'information sur l'acné a été édité par l'Inserm (Institut national de la santé et de la recherche médicale).

www.inserm.fr, (onglet : dossiers d'information/acné).

✎ Mon enfant a des boutons rouges et tousse beaucoup. Et si c'était la rougeole ?

La rougeole débute par une sorte de bronchite : fiévreux, votre enfant a le nez qui coule et tousse beaucoup ; ses yeux sont rouges et larmoyants, sa gorge enflammée, tandis que sa bouche (en particulier l'intérieur des joues) est parsemée de petits boutons blancs. Au bout de trois à quatre jours, une éruption de boutons apparaît derrière les oreilles, sur le visage avant de s'étendre sur le reste du corps et, en particulier, sur les cuisses et le bas-ventre. La rougeole fatigue beaucoup l'enfant, surtout si elle est virulente. Maladie bénigne, la rougeole peut entraîner des complications telles que des otites, des laryngites, une encéphalite ou des bronchopneumonies ; d'où l'intérêt de la vaccination (voir encadré page 31).

Très contagieuse, la rougeole se transmet par les gouttelettes de salive qu'une personne infectée produit en toussant ou en éternuant. Un malade est contagieux environ quatre jours avant l'apparition de l'éruption cutanée et le demeure environ quatre jours après.

☺ Ce qu'il est conseillé de faire

• Gardez l'enfant pendant dix à quinze jours au chaud à la maison. Obligation est faite de ne pas mettre votre enfant en collectivité (crèche, école...) pendant cinq jours à partir du début de l'éruption de boutons.

• Prévenez la directrice de la crèche ou de l'école.

• Désinfectez le nez avec du soluté physiologique.

• Donnez-lui du paracétamol toutes les six heures pour faire tomber la fièvre.

• Faites-le boire beaucoup, par petites quantités, pour l'hydrater.

• Encouragez-le à se laver les mains régulièrement.

⚠ À éviter

• L'aspirine qui fait saigner.

• Trop couvrir l'enfant.

• Lui donner un bain (inférieur de 2° C à sa température).

⊕ Quand faut-il consulter ?

Si vous suspectez une rougeole, appelez immédiatement votre médecin.

Mon enfant a des ganglions : et si c'était les oreillons ?

Un beau matin, votre enfant se réveille avec des ganglions (voir « bon à savoir » page 28) à l'avant de l'oreille, c'est-à-dire au niveau des parotides, les glandes salivaires situées en arrière des mâchoires. Il risque également d'être fiévreux, abattu, de souffrir d'un mal de tête et d'éprouver des difficultés à mâcher. Le médecin peut diagnostiquer les oreillons qui, malgré leur nom, n'ont rien à voir avec les oreilles. Cette maladie infectieuse, habituellement bénigne, touche essentiellement les enfants de 6 à 12 ans ; la complication la plus grave mais heureusement rare, est l'atteinte d'un ou des nerfs auditifs par le virus, ce qui peut occasionner une surdité. Les épidémies d'oreillons se déclarent surtout en hiver et au printemps, en particulier dans les collectivités. Comme la plupart des maladies infantiles, l'enfant ne contracte les oreillons qu'une fois dans sa vie, ce qui lui confère une immunité pour le restant de ses jours.

Dangereux pour les femmes enceintes atteintes qui peuvent contaminer leur futur bébé, avec risques de malformations, les oreillons ont également mauvaise réputation chez les pères qui n'ont pas contracté cette maladie durant leur enfance. En effet, l'une des complications observées, rare heureusement, est l'orchite, une inflammation testiculaire qui peut être responsable de stérilité. D'où la nécessité de vacciner l'enfant contre les oreillons (voir encadré page 31).

Ce qu'il est conseillé de faire

• Calmez la fièvre et les douleurs avec du paracétamol (l'Aspirine et l'Ibuprofène sont à éviter).

• Si l'enfant a mal lorsqu'il mâche ou qu'il avale, donnez-lui des aliments liquides ou mixés.

• Compresses chaudes ou froides sur la zone gonflée peuvent parfois apaiser l'enfant.

• Avertissez le personnel de l'établissement que fréquente votre enfant. En effet, si un cas d'oreillons survient dans la collectivité, une éviction de neuf jours à partir du début des premiers symptômes est obligatoire.

⚠ À éviter

• Lui donner un bain (inférieur de 2° C à sa température).

Bon à savoir :
Les ganglions ou adénopathies

Très fréquents chez l'enfant, les ganglions (ou adénopathie) constituent une réaction de défense face à l'existence d'une infection ou d'une inflammation : plaie ou piqûre de moustique surinfectée, infection dentaire, infection ORL, oreillons, mononucléose infectieuse... En cas de doute, mieux vaut consulter le pédiatre.

Mon enfant a des boutons rouges et des ganglions : et si c'était la rubéole ?

Survenant généralement par épidémies au début du printemps ou à l'automne, la rubéole est une maladie éruptive, comme la rougeole et les oreillons. L'enfant a des petits boutons roses sur tout le corps et, en particulier, sur le thorax, les bras et les cuisses. Si vous palpez sa nuque, vous constaterez une augmentation du volume des ganglions lymphatiques. Votre enfant ne tousse pas, n'a pas mal à la gorge mais peut, en revanche, présenter des yeux rouges dus à une conjonctivite et avoir un épisode fiévreux. Après une incubation de deux ou trois semaines, cette maladie infectieuse qui se transmet par la salive, va disparaître spontanément au bout de cinq à sept jours. Il pourra alors retourner à la crèche ou à l'école.

La rubéole présente un danger pour la femme enceinte (jusqu'à trois mois et demi de grossesse) qui peut contaminer l'embryon, avec un risque de malformations (lésions du cerveau, cécité, anomalie cardiaque). D'où l'importance d'une vaccination.

☺ Ce qu'il est conseillé de faire

• Désinfecter les narines de votre enfant avec du soluté physiologique.

• Le maintenir au repos.

• Donner du paracétamol toutes les six heures pour faire tomber la fièvre et pour prévenir le risque de convulsions fébriles.

• Nourrissez normalement l'enfant et donnez-lui beaucoup à boire.

• Avertir le personnel de la collectivité que fréquente votre enfant : crèche, école primaire.

• Veillez à ce qu'il reste à la maison et qu'il ne soit pas en contact avec une future maman, ni avec un bébé qui n'a pas encore été vacciné.

⚠ À éviter

• Lui donner un bain (inférieur de 2° C à sa température).

Bon à savoir :
Ne pas confondre rubéole et roséole

Maladie virale comme la rubéole, la roséole est très probablement transmise par les éternuements, la toux, la salive et les postillons, ce qui explique sa dissémination rapide. Cette éruption que certains médecins dénomment aussi exanthème subit ou 6e maladie survient en général durant les deux premières années de l'enfant. Elle s'exprime par des symptômes proches de la rubéole : apparition de petites taches rose pâle ou rouges, quelquefois à peine visibles, qui font irruption sur le ventre ou le tronc, après trois jours de fièvre à 39-40 °C. Dès que l'éruption est sortie, l'enfant est guéri et retrouve sa bonne humeur. Contrairement à la rubéole, la roséole ne provoque aucune complication.

☺ Ce qu'il est conseillé de faire

• Surveillez la fièvre et donnez-lui, si nécessaire, un antipyrétique.

• Donnez-lui à boire abondamment.

⚠ À éviter

• Lui donner un bain (inférieur de 2° C à sa température). Jusqu'alors courante, cette pratique n'est désormais plus recommandée par les autorités sanitaires.

Quand faut-il consulter ?

Dès qu'apparaît l'éruption cutanée et en cas de convulsions ou de somnolence.

Vaccination ROR : Faire front aux maladies infantiles (rougeole, oreillons, rubéole)

La vaccination ROR constitue le seul geste efficace pour se prémunir contre les risques graves liés à la rougeole, aux oreillons et à la rubéole ; d'où l'intérêt d'injecter un triple vaccin (trivalent) en une seule piqûre pour les enfants et les adolescents, à raison de deux doses entre l'âge de 12 mois et 18 ans. Chaudement recommandé (mais pas obligatoire) ce vaccin ROR est entièrement remboursé par l'Assurance maladie.

En pratique

www.ameli-sante.fr

✎ Mon enfant a des ganglions et se plaint d'être fatigué : et si c'était la mononucléose infectieuse ?

Souvent considérée, à tort, comme une infection caractéristique des adolescents, la mononucléose infectieuse (MNI) touche également les enfants.

Encore appelée maladie « du baiser » parce qu'elle se transmet par la salive, cette infection généralement bénigne est provoquée par le virus d'Epstein-Barr (EBV), de la même famille virale que ceux de l'herpès. Généralement, le virus entre dans l'organisme durant l'enfance et se loge dans les ganglions où il demeure toute la vie sous forme silencieuse, ce qui n'empêche pas l'enfant infecté par le virus de contaminer, à son insu, les autres. Chez les jeunes enfants, elle se transmet par des « échanges de bisous », par les postillons et par les jouets qui passent de bouche en bouche. Parfois, la maladie se déclare, se manifestant alors sous la forme d'une grande fatigue associée à un épisode fiévreux et à une perte d'appétit. L'enfant présente des ganglions au niveau du cou et de la tête ; il a mal à la gorge, ce qui laisse suspecter une angine, ou une pharyngite. Si la mononucléose infectieuse dure, en général, de deux à quatre semaines, la fatigue générale peut toutefois persister durant des mois. Il n'y a pas de traitement spécifique contre cette maladie.

☺ Ce qu'il est conseillé de faire

• Maintenez votre enfant au repos pendant quelques jours.

• Donnez-lui un antipyrétique pour faire baisser la fièvre qui peut dépasser les 39° et un antalgique pour soulager les douleurs : maux de tête, douleurs musculaires.

• Lavez-lui souvent les mains à l'eau et au savon.

• Protégez les autres membres de votre famille de ses éternuements.

• Donnez-lui régulièrement de l'eau, des bouillons ou des jus de fruits pour prévenir la déshydratation.

• Pour soulager les maux de gorge, proposez-lui des boissons froides ou des crèmes glacées.

• Adoptez un régime alimentaire équilibré, afin qu'il reprenne des forces suffisantes pour vaincre le virus.

À éviter

• Éviter les baisers sur la bouche.

• Echanger les cuillères, les verres et autres ustensiles de cuisine.

• Partager la nourriture.

• Les excès d'efforts physiques.

Quand faut-il consulter ?

Dès l'apparition des premiers symptômes.

Mon enfant a des boutons et se gratte : et si c'était la varicelle ?

Il est difficile pour un enfant qui fréquente une collectivité, en particulier la crèche, de ne pas contracter la varicelle, une maladie éruptive qui se manifeste sur le visage puis sur tout le corps, par des boutons bien caractéristiques : des petites tâches rouges qui se transforment rapidement en minuscules cloques (vésicules) remplies de liquide, puis en croûtes brunes, avant de disparaître en quelques jours.

D'autres symptômes avant-coureurs peuvent également vous alerter : une fièvre peu élevée associée à un nez qui coule et à une fatigue persistante qui fait perdre l'appétit. Il arrive également que votre enfant ait mal à la gorge, souffre de courbatures.

Très silencieuse, l'incubation de la varicelle dure en moyenne quatorze jours. Votre enfant sera contagieux 24 à 48 heures avant l'apparition des rougeurs et pendant environ une semaine, jusqu'à ce que les boutons aient formé une croûte. Si une personne de son entourage a contracté la varicelle récemment, votre enfant a de fortes chances d'être contaminé à son tour par ce virus de la famille de l'herpès qui se transmet à grande vitesse, notamment par les voies respiratoires : inhalation de gouttelettes de salive émises par une personne malade. Des démangeaisons qui peuvent s'infecter constituent le risque majeur de cette maladie de l'enfance.

☺ Ce qu'il est conseillé de faire

• Lavez les lésions avec un savon liquide, avant de les désinfecter à l'aide d'un colorant (éosine, mercurochrome).

⚠ À éviter

• Laisser votre enfant se gratter.

• Des antipyrétiques de type Aspirine ou Advil.

Quand faut-il consulter ?

Il est indispensable de consulter votre médecin. Lui seul pourra confirmer le diagnostic et prescrire les médicaments adaptés pour prévenir d'éventuelles complications.

Bon à savoir : un vaccin contre la varicelle

Certains pédiatres recommandent l'injection du vaccin contre la varicelle qui, bien toléré, offre une protection efficace contre cette maladie.

Le coût du vaccin est à la charge de la famille, à moins qu'il y ait une indication particulière à la vaccination (enfant immunodéprimé dans la famille, attente de greffe…). L'injection de ce vaccin peut être réalisée, en même temps qu'une vaccination ROR, mais avec des aiguilles et des sites d'injection différents. S'ils ne sont pas réalisés ensemble, un délai de 28 jours doit être respecté entre les deux vaccinations. Une seule injection est nécessaire pour les enfants de 1 à 12 ans et deux injections, à 6 à 10 semaines d'intervalle, à partir de 13 ans.

En pratique

Le site de l'Assurance maladie.

www.ameli-sante.fr

Mon enfant se gratte : et si c'était l'impétigo ?

Infection de la peau d'origine bactérienne (staphylocoque ou streptocoque), l'impétigo touche surtout les enfants de moins de dix ans. Les microbes s'introduisent dans la peau à travers des lésions qui sont dues à l'eczéma, à des égratignures ou à de simples piqûres d'insectes.

L'impétigo se manifeste par de minuscules vésicules contenant un liquide clair qui se remplissent progressivement de pus, avant de se transformer en croûtes jaunâtres, en particulier sur le pourtour du nez et de la bouche.

Comme l'enfant a tendance à se gratter, il se contamine lui-même (auto-contamination), ce qui provoque une extension des boutons sur le reste du corps, en particulier sur le cuir chevelu, et des plaies qui suppurent.

Cette maladie se transmet par contact cutané direct (pus) ou indirect (objets contaminés comme les serviettes, les vêtements, la literie....). En principe, l'impétigo est maîtrisé en quatre ou cinq jours et, une fois disparues, les lésions ne laissent aucune cicatrice.

☺ Ce qu'il est conseillé de faire

- Désinfectez les lésions avec un antiseptique pour ramollir les croûtes, avant de les recouvrir d'une compresse.
- Protégez votre enfant du soleil jusqu'à la chute des dernières lésions (croûtes).
- Lavez son linge.
- Coupez-lui les ongles et nettoyez-les régulièrement.
- Lavez-vous les mains avant et après avoir dispensé des soins à votre enfant.
- Protégez ses frères et sœurs.

À éviter

• Veillez à ce que votre enfant ne touche ses lésions, ne suce son pouce ou ne ronge ses ongles, afin qu'il ne contamine pas d'autres parties de son corps.

Quand faut-il consulter ?

Consultez le médecin si votre enfant présente des symptômes d'impétigo pour qu'un diagnostic soit établi et pour que le traitement approprié soit prescrit.

En pratique

Le site de l'Assurance maladie.
www.ameli-sante.fr

Mon enfant se gratte : et si c'était de l'eczéma ?

En hausse chez les enfants, l'eczéma atopique (ou dermatite atopique) est une affection de la peau qui provoque des lésions en forme de plaques rouges recouvertes de petites vésicules qui suintent, avant de sécher en formant des croûtes.

Cette éruption provoque des démangeaisons aux extrémités (mains et poignets, chevilles) et aux plis (cou, genoux, coudes, oreilles). En effet, dans ces zones mal aérées, la peau macère, favorisant ainsi une infection.

Si l'eczéma disparaît généralement après traitement, il risque toutefois, chez des enfants qui ont une prédisposition familiale à souffrir d'allergies, à réapparaître au moindre stress. Dès le premier âge, la dermatite atopique constitue un marqueur important de la maladie allergique qui peut évoluer, au fil des années, vers un asthme ou vers une rhinite.

L'eczéma atopique ne doit pas être confondu avec l'eczéma de contact, une réaction locale provoquée par le contact de la peau avec un allergène (bijou, bouton de pantalon, culotte en caoutchouc...). Les lésions disparaissent aussitôt après l'éviction de l'allergène.

☺ Ce qu'il est conseillé de faire

• Veillez à une bonne hygiène de la peau, en particulier, dans la zone des plis : il doit prendre des douches à l'eau tiède et utiliser des pains ou des gels sans savon.

• Appliquez une crème hydratante pour restaurer la peau.

• Choisissez des vêtements 100% coton, notamment les chaussettes.

• Coupez les ongles de l'enfant pour ne pas qu'il se fasse mal en se grattant.

• Aérez et humidifiez la chambre.

À éviter

- Les bains prolongés et chauds.
- La laine, trop irritante.
- Des vêtements trop chauds qui favorisent les démangeaisons.

Quand faut-il consulter ?

Consultez le médecin si votre enfant présente des symptômes d'eczéma pour qu'un diagnostic soit établi et pour que le traitement approprié soit prescrit.

En pratique

Le site de l'Assurance maladie.

www.ameli-sante.fr

Le site d'information de la Société française de dermatologie.

www.dermato-info.fr

Mon enfant a des allergies

Actuellement, la maladie allergique est en hausse chez les enfants qui souffrent, notamment, de troubles respiratoires liés à un taux de pollution élevé dans les logements actuels, trop chauffés et mal ventilés.

Les allergies se manifestent lorsque le système immunitaire qui a été agressé secrète immédiatement des anticorps pour réagir, parfois sévèrement, contre la substance étrangère ou allergène. C'est notamment le cas des acariens, des petites bêtes invisibles à l'œil nu qui se développent dans la literie (matelas, oreillers en plumes ou en laine), sur les peluches, tapis, moquettes, double rideaux... Outre les poils d'animaux domestiques (chats, chiens, hamsters) les moisissures présentes dans les cuisines et salles de bains sont également allergisantes. Les pollens qui circulent dans l'air, en particulier au printemps, peuvent également être à l'origine de « rhume des foins » ou rhinite allergique qui s'exprime par des salves d'éternuements et un nez qui coule, sans rhume. Le plus souvent d'origine allergique, l'asthme, inflammation chronique des bronches, provoque une respiration difficile (dyspnée), sifflante. Si leur première cause déclenchante est l'infection virale, notamment la bronchiolite, les crises d'asthme « peuvent survenir également la nuit ou lorsque votre enfant joue, lorsqu'il pleure, ou en présence de tabac dans l'environnement », signale la Haute autorité de santé (HAS). L'allergie peut également se manifester par une dermatite atopique (eczéma) ou une conjonctivite, une affection de l'intérieur des paupières qui sont alors gonflées : les yeux piquent, rougissent, larmoient.

Il suffit parfois que votre enfant se fasse piquer par un insecte (guêpe, moustique, frelon...) pour que le venin déclenche une réaction locale sur la peau (rougeur, douleur) ou, plus grave par un œdème au niveau du visage, des difficultés respiratoires, voire un malaise avec chute de tension.

« Un enfant dont les deux parents sont allergiques a 50% de risque de le devenir lui-même », signale la Mutualité Française.

☺ Ce qu'il est conseillé de faire

• Restez vigilant si votre enfant présente des antécédents familiaux d'allergie.

• En cas de piqûre d'insecte :

Essayer d'extraire le dard qui s'est infiltré dans la peau, avant d'appliquer une solution désinfectante sur la plaie.

Si un insecte s'approche de votre enfant, demandez-lui de rester calme et, surtout, de ne pas faire de grands gestes pour tenter de l'éloigner.

Faites en sorte que votre enfant porte des vêtements qui couvrent bien le corps et, de préférence, de couleur claire : les vêtements sombres attirent les insectes piqueurs.

• Aérez régulièrement votre appartement ou votre maison.

⚠ À éviter

• Pour prévenir les piqûres d'insectes :

Evitez de mettre parfums ou autre eau de toilette qui attirent les insectes.

Si vous mangez dehors, ne laissez pas sur la table melons, confiture ou autres substances sucrées, ainsi que la viande qui attire les insectes piqueurs.

• Pour se protéger des allergènes et autres substances irritantes : évitez la fumée de cigarette, la poussière, les moisissures, l'accumulation de peluches dans la chambre, les animaux domestiques et, en particulier, les chats.

Quand faut-il consulter ?

Dès que votre enfant présente des symptômes allergiques.

Le pédiatre vous orientera, si nécessaire, vers un allergologue qui peut proposer une désensibilisation lorsque les symptômes demeurent importants, malgré le traitement prescrit par le médecin.

En cas de réaction générale, appeler le 15 ; le médecin du SAMU vous dictera la conduite à tenir, avant l'arrivée des secours.

En pratique

Allergie.net, le site de toutes les allergies.

Dirigé par des allergologues, il aborde tous les types d'allergies et fournit des conseils pratiques.

www.allergienet.com/

• Ameli santé, le site de l'assurance maladie a consacré un dossier sur l'asthme.

www.ameli-sante.fr

• Association Asthme et Allergies.

www.asthme-allergies.org

• Association Française pour la Prévention des allergies (Afpral).

Une association d'allergiques… au service des allergiques

www.allergies.afpral.fr

• Comité Francais d'Observation des Allergies.

www.comite-allergies.fr/

• Comité National contre les maladies respiratoires.

www.lesouffle.org

• La Haute autorité de santé (HAS) a édité une brochure d'information : « Quand parler d'asthme chez l'enfant de moins de trois ans ? ».

Un document sur l'éducation thérapeutique « Mieux vivre avec votre asthme » est également disponible sur le site

Internet de la HAS.
www.has-sante.fr
• La Mutualité Française a édité une brochure « Mieux connaître les allergies ».
www.mutualite.fr/
Onglet : actualité-fiches santé-maladie-mieux connaître les allergies.
• Le site français des allergies aux pollens
Le RNSA (Réseau National de Surveillance Aérobiologique) vous offre la possibilité de recevoir chaque semaine par e-mail les prévisions du risque allergique dans le département de votre choix.
Créé en 1996, le R.N.S.A. poursuit les travaux réalisés depuis 1985 par le Laboratoire d'Aérobiologie de l'Institut Pasteur à Paris.
www.pollens.fr
• La Société française de pédiatrie.
www.sfpediatrie.com
• La Société pédiatrique de pneumologie et allergologie.
www.sp2a.fr

Quand l'allergie alimentaire sévit

Pendant des années, il était recommandé d'introduire le plus tôt possible de nouveaux aliments, au motif de développer ainsi les goûts de l'enfant. Cette époque est révolue : autres temps, autres mœurs... Aujourd'hui, les pédiatres conseillent plutôt de retarder la diversification alimentaire pour éviter l'apparition d'allergies alimentaires. Plus le régime lacté (uniquement à base de lait maternisé) est conservé longtemps, moindres sont ces risques. Les allergies se manifestent lorsque le système immunitaire agressé secrète immédiatement des anticorps pour réagir, parfois sévèrement, contre la substance étrangère.
Rançon de notre siècle, des évolutions de notre mode de

vie, les allergies alimentaires en hausse auprès de la population sont dues à une plus grande diversité des denrées alimentaires en provenance de pays lointains, à une transformation toujours plus poussée des produits qui contribuent à la dissémination de nouveaux allergènes, parfois sous forme masquée.

L'allergie aux protéines du lait de vache (APLV) peut apparaître dès les premiers mois de la vie, lors du sevrage au lait maternel et se manifester notamment par des coliques, des douleurs abdominales accompagnées de diarrhée, de vomissements ou de constipation. L'enfant qui ne prend plus de poids peut également souffrir de rougeurs ou d'eczéma sur la peau. Cette allergie ne sera pas confondue avec l'intolérance au lactose qui se manifeste par une difficulté à digérer le lactose, principal sucre du lait, même si les symptômes sont sensiblement les mêmes.

Lorsque l'alimentation du bébé se diversifie, l'œuf est l'allergène le plus souvent responsable de l'eczéma du nourrisson. L'arachide, les noix, les crustacés (surtout la crevette chez l'enfant) ou le kiwi risquent d'être à l'origine de chocs anaphylactiques (réaction allergique exacerbée) qui seront d'autant plus graves que l'enfant est plus âgé, qu'il est asthmatique et qu'il a déjà présenté un accident avec cet aliment.

☺ Ce qu'il est conseillé de faire

• Retardez l'introduction du blanc d'œuf après 18 mois, voire plus tard encore chez les enfants à tendance allergique (eczéma, asthme).

• Attendez les trois, voire les quatre ans de votre enfant avant de lui proposer noix, noisettes, graines de sésame, arachides (cacahuètes) et autres grains, ainsi que les fruits exotiques (lychees, kiwis).

• Lisez attentivement les étiquettes des plats préparés car nombre d'eux contiennent des dérivés de ces grains et fruits à coque : gâteaux secs industriels, barres chocolatées. Attention également à la cuisine asiatique !

• Si votre enfant a déjà souffert d'une réaction allergique, vous disposez, en principe d'une ordonnance qui spécifie le traitement à suivre en cas de choc anaphylactique (réaction allergique exacerbée).

En pratique

• Brochure en ligne

Vous pouvez télécharger la brochure « Allergies alimentaires : connaissances, clinique et prévention » éditée par l'Agence française de sécurité sanitaire des aliments et le ministère de la Santé, de la Famille et des Personnes handicapées.

www.mangerbouger.fr

Sur l'icône « rechercher », écrire : « allergies alimentaires ».

• Associations en ligne.

- L'association française pour la prévention des allergies (AFPRAL).

www.afpral.asso.fr

A édité un ouvrage « Bon pour toi, pas bon pour moi ! » Ce livre rédigé par Nicole Abecassis s'adresse aux enfants de 2 à 7 ans.

- Association asthme et allergies.

www.asthme-allergies.org

- La direction générale de la concurrence, de la consommation et de la répression des fraudes (DGCCRF). A édité une fiche pratique sur l'allergène alimentaire.

ww.dgccrf.bercy.gouv.fr

Onglet : documentation puis fiches pratiques.

Il a un bouton sur la lèvre : et si c'était de l'herpès labial

Inesthétique mais le plus souvent bénin, l'herpès labial est douloureux. Il provoque un picotement et une rougeur plus ou moins gonflée, avant l'éruption, sur la lèvre, d'un ou de plusieurs petits boutons contenant un liquide clair qui contient les virus ; ces vésicules s'assécheront au bout de quelques jours (8 en moyenne), formant une croûte qui va disparaître sans laisser de trace.

Cette maladie contagieuse est transmise par contact direct avec une personne infectée, lorsque les vésicules sont éclatées, ou par contact indirect avec la salive ou avec des objets contaminés par le virus (ustensiles, serviettes). Les lésions sont contagieuses tant qu'elles ne se sont pas complètement asséchées.

Une fois que le virus s'est installé dans l'organisme, il y demeure silencieux, jusqu'à ce qu'il se manifeste à l'occasion d'un stress, d'un coup de fatigue, d'une poussée de fièvre (d'où son nom bouton de fièvre), d'une exposition au soleil…

☺ Ce qu'il est conseillé de faire

• Traitez dès les premiers signes (picotement, démangeaison, sensation de brûlure.

• Protégez les lèvres de votre enfant avec un stick à lèvres ou autre crème à haute protection contre le soleil, été comme hiver, notamment en altitude.

Des lèvres sèches et craquelées favorisent, en effet, l'apparition des lésions.

• Pour calmer la douleur, appliquez des cubes de glace dans une serviette humide sur les lésions durant quelques minutes, plusieurs fois par jour.

• Si votre enfant touche le bouton de fièvre, demandez-lui de se laver les mains immédiatement après.

À éviter

• Toucher la lésion, sinon le virus risque de se diffuser sur d'autres parties du corps.

• Utiliser des ustensiles (verre, brosse à dents, serviette...) susceptibles d'avoir été en contact avec la salive ou la bouche de votre enfant infecté.

• Si vous avez un herpès labial, ne l'embrassez pas.

Quand faut-il consulter ?

Dès qu'apparaissent les premiers signes d'herpès labial.

Mon enfant a des verrues

Très fréquentes chez les enfants, les verrues constituent la hantise des parents qui ne savent pas comment débarrasser leur progéniture de ces lésions sur la peau. Elles ont pour siège d'élection les mains, les doigts, les genoux... Encore appelées papillomes viraux, les verrues sont dues à un virus appelé « human papillomavirus » ou HPV ; elles sont bénignes et peu contagieuses. Les verrues se présentent sous la forme d'excroissances de peau épaissie. Également dues à la transpiration, notamment des pieds, elles se développant plus particulièrement dans les milieux humides (piscines, salles de sport). Il existe parfois également un terrain anxieux. Si, dans la grande majorité des cas, les verrues disparaissent spontanément dans les deux ans, certaines s'installent à demeure, ce qui nécessite l'intervention d'un dermatologue.

Ce qu'il est conseillé de faire

- Faire porter à votre enfant des sandales à la piscine.

À éviter

- Toucher la verrue ou essayer de l'enlever vous-même.
- La faire saigner ; le virus qu'elle contient risque de se propager à côté et de donner naissance à une autre.
- L'automédication.

Quand faut-il consulter ?

Prenez rendez-vous avec un dermatologue qui vous prescrira un traitement approprié.

En pratique

La Société française de dermatologie.
www.dermato-info.fr/

Mon enfant a mal à la tête

Fréquents chez l'enfant, les maux de tête peuvent survenir à l'occasion d'un coup de fièvre, d'une sinusite, d'une pratique sportive intense ou tout simplement lors de problèmes de vue. Une visite chez l'ophtalmologiste pourra, dans ce cas, détecter des troubles de la vision et prescrire le port de lunettes adaptées. Certaines céphalées seraient également liées à l'effort d'attention imposé à l'enfant qui souffre de troubles de l'audition.

L'excitation ou, à l'inverse, un coup de fatigue ou de stress peuvent provoquer un mal de tête. C'est le cas, par exemple, des écoliers qui souffrent de conflits familiaux ou qui, manquant de confiance en eux, sont anxieux de réussir à l'école. Dans ce cas, des troubles du sommeil peuvent être associés aux maux de tête. Souvent due aux efforts pour soutenir son attention, la céphalée des écoliers disparaît généralement durant les vacances.

Même si l'aspect psychologique n'est pas à négliger, le mal de tête, encore appelé « céphalée de tension » n'est pas psychologique. Lorsque les maux de tête se renouvellent fréquemment, l'enfant peut souffrir de céphalée récidivante ou migraine qui se rencontre plus volontiers dans les familles où l'un de ses membres souffre régulièrement de ce type de trouble.

Il ne faut pas écarter non plus le risque d'une migraine ophtalmique : votre enfant voit des points brillants, ainsi que des cercles mobiles qui apparaissent et disparaissent ; comme la vue est brouillée, l'enfant n'apprécie plus les distances ou voit des formes déformées. Ces troubles visuels durent dix à vingt minutes et s'accompagnent d'un malaise général et de douleurs abdominales, avant que survienne la céphalée. On peut craindre également l'apparition d'une méningite qui associe aux céphalées une crainte de la lumière, des vomissements et de la fièvre.

☺ Ce qu'il est conseillé de faire

• Traitez la douleur par un antalgique.

• Supprimez les facteurs déclenchants supposés responsables des maux de tête : chocolat, produits laitiers, alcool chez les adolescents, insuffisance ou excès de sommeil.

• Faites reposer votre enfant au lit dans l'obscurité.

• Respectez ses habitudes de vie : il peut mener une vie normale et pratiquer tous les sports qu'il désire.

• Apprenez à votre enfant à se relaxer.

⚠ À éviter

• Les bruits forts et la lumière.

⊕ Quand faut-il consulter ?

Lorsque les maux de tête se renouvellent fréquemment.

En pratique

L'association France migraine a créé un site interne SOS migraine.

www.sosmigraine.com

Le vagin de ma fille est irrité : et si c'était une infection urinaire ?

Il n'est pas rare qu'une fillette en bas âge souffre de brûlures au niveau du vagin, surtout quand elle fait pipi, ou qu'elle ait sans cesse envie d'uriner. La zone peut être un peu rouge avec parfois un écoulement verdâtre.

Si, au départ les symptômes évoquent une infection urinaire ou vaginale, ce n'est pas toujours le cas. En réalité, les brûlures et les pertes peuvent être simplement dues à une irritation du vagin qui peut être asséché par certains savons et bains moussants ; d'où les démangeaisons.

S'il s'agit d'une infection urinaire (ou cystite), une inflammation de la vessie consécutive à une infection bactérienne des voies urinaires basses, elle s'accompagne souvent de fièvre, ce qui est rarement le cas chez l'adulte.

Les petits garçons dont l'urètre est encore très court sont aussi touchés que les petites filles par les infections urinaires.

Chez les jeunes enfants, les cystites peuvent être provoquées par le port prolongé de couches souillées ou survenir lors d'épisodes de diarrhées. Attention : il n'est pas toujours facile de reconnaître les symptômes d'une infection urinaire chez de tout jeunes enfants qui ne parlent pas !

Ce qu'il est conseillé de faire

• Respecter une hygiène scrupuleuse :

Quand votre enfant va aux toilettes, demandez-lui de toujours s'essuyer de l'avant vers l'arrière.

• Donnez-lui à boire au moins 1,5 litre d'eau par jour.

• Faites-lui porter des sous-vêtements en coton.

À éviter

• Utiliser du savon ou des bains moussants.

• Porter des vêtements serrés.

Quand faut-il consulter ?

Une infection urinaire ne se résorbant jamais d'elle-même, il faut donc toujours consulter un médecin, dès l'apparition des premiers symptômes ; ce dernier établira un diagnostic à partir de l'analyse d'un échantillon d'urines (en laboratoire).

En pratique

Association française d'urologie (AFU).
www.urofrance.org

✎ Mon enfant a mal au ventre

Difficile de savoir, lorsque son enfant a mal au ventre, s'il s'agit d'un trouble anodin ou d'un problème plus grave. Beaucoup de parents s'affolent, pensant aussitôt à la crise d'appendicite (voir encadré page 54), ce qui est loin d'être toujours le cas.

Avant de dramatiser, soyez attentif aux caractéristiques de ce mal de ventre qui peut être isolé ou associé à d'autres symptômes : fièvre, diarrhée, nausées, vomissements, constipation, ballonnements, douleurs à la miction (en urinant). Est-ce que la douleur est survenue progressivement ou brutalement ? quelle est son intensité ? s'agit-il d'une brûlure ou plutôt d'une sensation de piqûre ? est-elle récurrente, survient-elle par épisodes ou est-elle isolée ? si votre enfant est un pré-adolescent, des douleurs au bas ventre peuvent constituer les signes annonciateurs des règles. Certains enfants qui ont les intestins particulièrement sensibles, souffrent régulièrement de maux de ventre ou de diarrhées.

Il ne faut jamais exclure non plus l'éventualité d'un problème psychologique, surtout si l'enfant souffre du ventre avant d'aller à l'école ou s'il est particulièrement anxieux. Certaines conditions de vie ne favorisent pas non plus un mode de vie stable, augmentant ainsi la fatigue, le stress et la difficulté de s'alimenter correctement.

☺ Ce qu'il est conseillé de faire

• Faites boire beaucoup votre enfant.

• Donnez-lui des fruits et légumes, sauf s'il souffre de colopathie.

• Encouragez-le à pratiquer une activité physique, à bouger.

• Posez une bouillotte tiède sur le ventre pour soulager la douleur.

• Encouragez votre enfant à parler, à vous confier ses tracas du moment.

• Donnez-lui un antalgique, de type paracétamol.

⊕ Quand faut-il consulter ?

Lorsque les maux de ventre sont intenses, consulter sans tarder le pédiatre de votre enfant, surtout si vous constatez une altération importante de son état général.

Et si c'était l'appendicite ?

Certains signes peuvent évoquer l'apparition d'une appendicite aiguë, infection d'un ganglion « *appendu (d'où son nom) à la base de la partie droite du gros intestin ou côlon* », expliquent les Drs Rossant, pédiatres[3]. L'enfant souffre alors d'une douleur brutale et vive en bas à droite du ventre qui peut irradier dans la jambe correspondante et accentuée à la marche et parfois lors des efforts de toux. Il arrive que l'enfant ait également de la fièvre (38-38,5°), des nausées, des vomissements et des envies fréquentes d'uriner.

Le risque majeur d'une appendicite aiguë non traitée est la péritonite, inflammation du péritoine, fine membrane qui tapisse la cavité abdominale ainsi que tous les organes contenus dans l'abdomen. D'où la nécessité d'intervenir rapidement en pratiquant une appendicectomie (ablation de l'appendice) qui est le plus souvent une intervention simple ; elle se fait généralement sous coelioscopie, un système optique dans un tube rigide introduit par une petite incision pratiquée au nombril et contrôlé par une caméra vidéo.

Pour les écoliers et les lycéens, le retour à l'école est généralement possible trois à sept jours après la sortie de l'hôpital ; votre enfant sera dispensé d'éducation physique pendant un mois.

À éviter

Donner à boire et à manger à l'enfant pour qu'il puisse avoir l'estomac vide, s'il faut prévoir rapidement une intervention chirurgicale.

Quand faut-il consulter ?

En présence de ces symptômes, il faut consulter le plus rapidement possible le pédiatre de votre enfant.

II

Les petits soucis de la vie quotidienne

Mon enfant dort mal

Les troubles du sommeil peuvent survenir à des périodes charnières de l'existence de votre enfant.

Avant trois ans, il commence à peine à savourer les charmes de la vie en société qu'il doit se résoudre chaque soir à subir l'inertie forcée et l'immobilité d'une nuit de sommeil. Sécurisé par l'amour de son père et de sa mère, il doit se plonger dans l'inconnu du sommeil ; d'où la crainte qui peut l'étreindre, parfois, au moment d'aller au lit et d'éteindre la lumière. Les besoins de sommeil varient également en fonction de la constitution de chacun : un gamin tendu ou remuant aura plus de difficultés à s'endormir qu'un enfant calme.

Si les difficultés à sombrer dans les bras de Morphée sont normales, elles peuvent également s'expliquer par des changements dans les habitudes de votre enfant : une nuit passée hors de chez lui, l'arrivée imminente d'un petit frère ou d'une petite sœur, des difficultés au sein de votre couple... Comme il n'a pas les mots pour exprimer ce qui l'inquiète, ces perturbations dans son cadre quotidien le fragilisent, renforçant ainsi ses angoisses d'abandon.

Entre 6 et 11 ans, la durée globale de sommeil est inférieure à douze heures. Bourré d'énergie dans la journée, l'enfant s'endort généralement aussitôt allongé. Il a tendance à se coucher avec les poules et à bondir de son lit au chant du coq. Le sommeil lui permet de se reconstruire pour affronter le lendemain. S'il ne dort pas suffisamment, il sera de mauvaise humeur, irritable et subira des coups de pompe durant l'école. Inutile de l'encourager à faire la sieste : il a passé l'âge.

Très fréquents chez l'enfant, le somnambulisme et les terreurs nocturnes sont impressionnants ; votre enfant qui vous réveille en pleine nuit parce qu'il est terrorisé ou parce qu'il se promène dans les pièces avant de se recoucher, garde très peu de souvenirs de la frayeur qu'il vous a causé.

Généralement, ces troubles ne nécessitent pas de traitement, sauf s'ils se renouvellent fréquemment, que l'enfant est angoissé et qu'il se met en danger.

À l'âge du collège, votre pré-ado peut souffrir d'une certaine anxiété qui l'empêche de s'endormir rapidement. Cette tendance à veiller plus tard peut être également aggravée par son rythme de vie, avec des sorties tardives plus fréquentes. En déficit de sommeil durant la semaine, votre rejeton a tendance à compenser en se levant très tard durant le week-end. Les rythmes de sommeil deviennent alors très irréguliers et les endormissements du soir encore plus difficiles.

☺ Ce qu'il est conseillé de faire

• Couchez votre enfant tous les soirs à des heures régulières. Préparez-le progressivement en lui annonçant qu'il devra bientôt aller au lit ; que ce soit une invitation et non une injonction.

• Accompagnez-le, racontez-lui une histoire, trouvez des repères qui le sécurisent et respectez ses habitudes : sucer son pouce, garder le rideau tiré. Selon son âge, installez si nécessaire une veilleuse, laissez sa porte ouverte, mais fermez la vôtre. Ces rituels du coucher lui permettent ainsi d'être rassuré sur sa capacité à retrouver ceux qu'il aime au réveil.

• Respectez ses rythmes. Un enfant doit comprendre que, passé une certaine heure, le salon constitue le domaine des grands. Vous avez le droit de préserver vos moments d'intimité avec votre conjoint.

• Si votre enfant a des troubles du sommeil, essayez de le faire parler, de mettre des mots sur ses soucis pour qu'ils perdent de leur ampleur.

• Au lieu de laisser votre pré-adolescent rester longtemps sur son ordinateur ou devant la télévision qui entraînent des difficultés d'endormissement, encouragez-le, si possible, à mener des activités calmes en soirée.

⚠ À éviter

☞ *Abdiquer*

Surtout, ne cédez pas s'il refuse de se coucher et fait des colères : il teste vos limites.

☞ *Rester près de lui jusqu'à ce qu'il s'endorme*

Vous risquez alors de l'élever dans l'illusion qu'il peut tout faire : vous en faites un despote.Votre enfant sera d'autant plus tyrannique qu'il sentira une faille chez vous.

☞ *Jouer les prolongations*

Même si vous rentrez tard du travail et que vous avez envie de passer du temps avec votre bout de chou, il profitera pleinement de la demi-heure ou de l'heure que vous lui consacrez. À l'inverse, si vous jouez les prolongations jusque tard dans la soirée, votre enfant fatigué déploiera une tension si énorme pour lutter contre le sommeil qu'il sera trop excité pour s'endormir. Pire, vous risquez d'être tellement exaspéré que vous risquez de le coucher manu militari, sans ces rituels qui apaisent.

☞ *La promiscuité*

Attention au piège de le laisser rejoindre le lit parental. S'il est normal que vous preniez votre enfant avec vous lorsqu'il fait un cauchemar ou une poussée de fièvre, vous devez le faire réintégrer ensuite sa chambre. Si vous cédez une fois, il vous sera d'autant plus difficile, les nuits suivantes, de le convaincre de retourner dans son lit.

☞ *Une chambre aérée*

Veillez à ce que la température de la chambre oscille entre 18 et 20°.

Aérez-la au moins dix minutes par jour, même l'hiver.

Évitez la moquette si votre enfant est allergique, sinon il risque de mal respirer.

☞ *Un niveau sonore assez bas*

Si vous le pouvez, veillez à ce qu'il s'endorme dans le silence, ce qui n'est évidemment pas toujours facile.

☞ *La détente*

Si votre enfant, inquiet, a du mal à trouver le sommeil, donnez-lui un bain deux heures avant le coucher.

☞ *Un dîner léger*

Il doit manger légèrement, mais suffisamment pour ne pas être réveillé par la faim en milieu de nuit. Prévoyez de mettre sur votre table de nuit quelques biscuits, un fruit, une thermos contenant une boisson chaude sucrée. On ne sait jamais !

☞ *Les excitants*

À partir du début de l'après-midi, évitez de lui donner les boissons à base de coca, de la vitamine C ou du chocolat en quantité importante ; en effet, le cacao contient de la caféine.

☞ *Les médicaments*

Surtout, ne proposez pas à votre pré-adolescent de somnifères. Il doit réapprendre à dormir, ce qu'empêchent les médicaments qui perturbent les cycles du sommeil.

⊕ Quand faut-il consulter ?

Quand les troubles du sommeil se prolongent.

Éloge de la sieste

La sieste est indispensable à l'équilibre du jeune enfant, même si vers 2 ans, deux ans et demi, il éprouve quelque réticence à aller se coucher en pleine journée ; les spécialistes estiment de leur côté qu'une sieste de 2h est bonne pour tous les enfants jusqu'à 4 ans, mais à la condition de ne pas le réveiller une heure après son endormissement (comme c'est pratiqué dans certaines crèches), au moment où il entre dans la phase de sommeil paradoxal. Ne pensez pas que s'il ne fait pas la sieste, il dormira mieux la nuit. C'est souvent l'inverse qui se produit.

En pratique

Pour tous renseignements :

• Institut national du sommeil et de la vigilance (INSV).
www.institut-sommeil-vigilance.org

• Institut national pour l'éducation et la santé (INPES)
Édite une brochure : bien dormir, mieux vivre. Le sommeil c'est la santé !
www.inpes.sante.fr/CFESBases/catalogue/pdf/1215.pdf

• La Mutualité Française a édité une brochure « Mieux préserver mon sommeil ».
www.mutualite.fr
Onglet : actualité/fiches-santé/hygiène de vie.

• Morphée, un réseau de santé consacré à la prise en charge des troubles chroniques du sommeil.
www.reseau-morphee.fr/
Propose également des brochures à télécharger.
En ligne : www.reseau-morphee.fr/le-sommeil-et-ses-troubles-informations/des-brochures-a-telecharger.
Le blog du réseau-Morphée.
www.morphee.biz

• Un DVD est disponible sur le sommeil de l'enfant et de l'adolescent.
www.dvdsommeil.fr/

• Prosom
Association nationale de PROmotion des connaissances sur le SOMmeil.
www.prosom.org
Propose différents outils pédagogiques.

✐ Mon enfant est fatigué

Phénomène normal comme la faim ou le sommeil, la fatigue de votre enfant est le signal d'alarme indiquant que ses réserves métaboliques sont épuisées. Le coup de pompe s'exprime sous des formes diverses : paupières alourdies, membres engourdis, crampes musculaires… Las, il devient irritable, émotif, anxieux. L'esprit embrumé, il éprouve des difficultés à se concentrer, peine à trouver ses mots, à se souvenir. La baisse de régime est généralement provisoire et disparaît, comme par enchantement, après une nuit de sommeil ou un bon repas.

Lorsque cette perte d'énergie constitue le symptôme d'une pathologie infectieuse (grippe, angine…), elle survient généralement le soir, après l'effort, et peut affaiblir le malade jusqu'à deux à trois semaines après la poussée fiévreuse. Parfois, la fatigue pèse également par son inertie : votre rejeton peut se lasser à force de ne rien faire ou être épuisé avant même d'avoir agi. S'il n'a plus le goût à rien, il peut alors être déprimé. Dans ce cas, soyez vigilant et tâchez de savoir s'il n'a pas des soucis à l'école, par exemple. Peut-être également vit-il mal certaines tensions au sein de la famille.

Un état de fatigue permanent peut également révéler une anxiété, un stress. L'élève peine sur ses devoirs, tout en mobilisant une énergie psychique considérable pour lutter constamment contre cette peur d'échouer ; tous ces efforts l'épuisent physiquement et moralement. Les signes de cette fatigue sont d'autant moins supportés qu'ils s'apparentent davantage au découragement qui peut déprimer et entamer sérieusement la confiance de votre enfant. Paradoxalement, plus il est anxieux et fatigué, moins son sommeil est réparateur ; en effet, le stress qui l'empêche de s'endormir apaisé peut le réveiller également au milieu de la nuit. Vous pouvez être alerté également par des signes visibles de son anxiété : palpitations, troubles digestifs, insomnies, fatigue, malaises… qui sont variables selon le tempérament de chacun.

☺ Ce qu'il est conseillé de faire

☞ *Respecter ses rythmes*

Contrairement à ce que l'on croit trop souvent, la réussite n'est pas liée au temps passé à étudier. L'organisme fonctionne, en effet, de façon cyclique ; d'où des moments de super forme alternant avec de sérieux coups de pompe.

Si votre enfant éprouve des difficultés à assimiler un cours, c'est le signe que son inspiration est à sec. Il faut donc l'encourager à s'accorder quelques minutes de pause pour se changer les idées, libérer la tension nerveuse, avant de se remettre au travail. Il doit également apprendre à trouver son rythme. Certains pré-adolescents étudient mieux tôt le matin, d'autres en d'après-midi ou en début de soirée.

☞ *Bien le nourrir*

Apportez-lui une alimentation équilibrée, riche en fruits et légumes, et veillez à ce qu'il prenne ses repas à heures régulières, autant que possible dans le calme : un solide petit-déjeuner (laitage, fruits, pains ou céréales), un déjeuner complet (légumes crus et/ou cuits, viande, œufs ou poisson, féculent en petite quantité, laitage, fruit) et un dîner léger (pas trop de graisses ni de sucre le soir, pas de plats difficiles à digérer).

☞ *Valoriser le mouvement*

Encouragez votre enfant à bouger et à pratiquer une activité physique régulière pour oxygéner son cerveau qui a besoin, comme le reste de l'organisme, de se reposer… et de respirer. Le sport est un excellent moyen de lutter contre le stress ; il libère les tensions nerveuses, l'énergie trop contenue et fait contrepoids aux frustrations stressantes. Plus votre pré-adolescent saura se détendre, meilleure sera sa concentration.

☞ *Privilégier son sommeil*

Veillez à ce qu'il se couche tous les jours à la même heure, à ce qu'il ne veille pas trop tard le week-end pour ne pas trop décaler ses rythmes de sommeil.

☞ *Se faire aider*

En cas d'épuisement psychique, une aide psychologique peut aider votre enfant à exprimer une souffrance restée silencieuse.

✐ Mon enfant saigne du nez

Parfois impressionnants, les saignements de nez peuvent inquiéter certains parents qui ne savent pas toujours quelle attitude adopter pour arrêter l'hémorragie.

Et pourtant, les causes d'une épistaxis, due à la rupture de petits vaisseaux sanguins dans les narines, sont multiples. Il suffit que votre enfant se mouche trop souvent ou trop fort, qu'il subisse un choc ou qu'il mette un objet dans son nez pour que survienne l'hémorragie ; parfois même, les saignements du nez se déclenchent spontanément, sans raison. Une température trop élevée, une trop longue exposition au soleil qui assèche les parois internes du nez ou un changement de pression atmosphérique (altitude) peuvent également contribuer à l'hémorragie nasale.

☺ Ce qu'il est conseillé de faire

☞ *Pencher la tête en avant*

En premier lieu, faites asseoir l'enfant le dos droit et la tête légèrement penchée en avant, afin d'éviter que le sang ne s'écoule dans la gorge. Pincez ensuite la narine entre vos doigts afin de créer un point de compression pendant une petite dizaine de minutes, toujours la tête penchée en avant.

☞ *Utiliser des mèches*

Des mèches, vendues en pharmacie, peuvent également être utilisées pour arrêter l'hémorragie. Elles doivent être conservées pendant une trentaine de minutes avant d'être retirées en douceur.

☞ *Donner un glaçon*

L'utilisation d'un glaçon posé à la racine du nez peut également favoriser l'arrêt du saignement.

☞ *Humidifier la pièce*

Si les saignements de nez sont fréquents chez votre enfant,

vous pouvez également humidifier l'environnement dans lequel il vit, notamment la chambre à coucher.

⚠ À éviter

☞ *Les mauvais gestes*

À aucun moment, il ne faut allonger la victime ou pencher sa tête en arrière. En effet, dans cette position, le sang coule dans l'arrière gorge, ce qui peut provoquer des vomissements.

⊕ Quand faut-il consulter ?

Le saignement de nez n'est pas grave, sauf si l'enfant a reçu un choc violent à la tête, a été victime d'une chute ou présente d'autres symptômes (maux de tête, vomissements...). Dans ce cas, il faut consulter le médecin ou se rendre directement à l'hôpital.

✐ Mon enfant est tombé : plaies et bosses

Rançon de la gloire et signe que votre enfant est en bonne santé et bourré d'énergie, plaies et bosses sont comme les trophées qu'il ramène à la maison. En général, le personnel soignant de l'établissement où votre enfant passe ses journées se charge de soigner ces bobos. Lorsque ce genre d'incident se produit en votre présence, il faut prendre des précautions pour prévenir l'infection ou tout autre risque.

☺ Ce qu'il est conseillé de faire

☞ *Apaiser l'hématome*

Vous pouvez mettre un petit morceau de glace dans un mouchoir et l'appliquer sur la zone douloureuse pendant 10 à 15 minutes ; le froid réduit l'oedème et calme la douleur. Il existe également des pommades qui limitent l'apparition d'un hématome : demandez conseil à votre pharmacien.

☞ *Soigner les plaies*

Lavez les coupures, les égratignures à l'eau et au savon pour ôter la terre, les grains de sable ou tout autre saleté.

Passez ensuite un antiseptique pour désinfecter la plaie qu'il vaut mieux laisser à l'air pour favoriser la cicatrisation.

Attention ! Une entaille peu profonde peut être à l'origine d'une cicatrice disgracieuse si elle est mal traitée.

⚠ À éviter

• Utiliser du coton.

• Affoler votre enfant en lui montrant votre inquiétude ; son attitude dépendra de la vôtre. S'il a mal, consolez-le, en lui disant que ce n'est qu'une petite misère. Il affrontera sereinement les soins nécessaires et sera très fier ensuite d'avoir été courageux.

Quand faut-il consulter ?

En cas de bosse sur le crâne, ne prenez pas de risque et consultez immédiatement un médecin ou appelez les urgences.

Si la plaie est profonde, il vaut mieux demander l'avis d'un médecin, afin de savoir s'il est nécessaire de faire des points de suture ou de mettre des pansements spéciaux.

En pratique

Les enfants craignent les blouses blanches, détestent les piqûres et rechignent à avaler un médicament. Aussi, pour améliorer leur prise en charge médicale, l'association Sparadrap propose des outils pour les aider à mieux affronter le monde médical et hospitalier. Des brochures : « Aïe, j'ai mal... », « J'ai mal à la tête ! », « J'aime pas les piqûres ! » « Je vais me faire opérer des amygdales ou des végétations » « Je vais à l'hôpital », « La suture d'une plaie »... Cette association a été créée en 1993 par des parents et des professionnels.

Association SPARADRAP
48, rue de la Plaine 75020 Paris
Tél. 01 43 48 11 80
www.sparadrap.org

✎ Mon enfant a le mal des transports

À chaque fois que vous prenez la voiture pour effectuer un long trajet, vous avez la hantise de voir votre enfant vomir dans les virages. Les premiers signes du mal des transports sont insensibles, diffus : lorsque vous vous retournez pour vérifier que tout va bien, vous constatez que votre enfant est un peu pâle et qu'il somnole dans son coin. Parfois, il éructe ou émet des bâillements répétés. Si vous ne vous arrêtez pas pour lui permettre de respirer un peu, il risque de vomir sur le siège arrière de la voiture. Comme son nom l'indique, ce trouble bénin, fréquent chez les enfants de 3 à 12 ans, peut survenir dans tous les transports et, en particulier, le bateau.

☺ Ce qu'il est conseillé de faire

☞ *Être reposé*

Il est préférable d'entreprendre le voyage, après avoir bien dormi. Une nuit courte favorise les nausées.

☞ *Freiner l'anxiété*

Si votre enfant craint le pire, son appréhension peut accentuer son trouble.

☞ *Ne pas trop bouger*

Allongez-le pour réduire au maximum les mouvements qui sont à l'origine du malaise.

☞ *Hydrater*

Donnez-lui une boisson sucrée de temps en temps au cours du voyage (type coca).

☞ *Aérer*

Maintenez un air frais dans la voiture en entrouvrant légèrement une des fenêtres.

☞ *Conduire de façon adaptée*

Maniez le volant avec souplesse, sans brusques accélérations ou freinages.

☞ *Choisir la bonne place*

Sur un bateau, il est conseillé de laisser l'enfant dehors ou dans la cabine, au milieu, près de la ligne de flottaison. En avion, essayez de réserver le siège au-dessus d'une aile, vers l'avant. En train, privilégiez les sièges à côté de la fenêtre, dans le sens de la marche.

☞ *Consulter le médecin*

Si votre enfant vomit souvent, consultez son pédiatre pour savoir si les médicaments anti-vomitifs lui seront utiles.

⚠ À éviter

• Laisser l'enfant voyager l'estomac vide ; au contraire, privilégiez les sucres lents (pâte, riz), en évitant toutefois les aliments gras.

• Fumer dans la voiture.

• Laisser votre enfant lire ou se distraire avec un jouet électronique.

La sécurité en voiture

Multiples sont les occasions de prendre la voiture dans la journée avec les petits. Or, les accidents se produisent le plus souvent lors de trajets familiers – entre la maison et l'école ou le supermarché du coin – et touchent en premier lieu les plus jeunes. Jusqu'à l'âge de deux ans, la tête d'un enfant représente, en effet, 25 % de la masse totale de son corps, contre 7 % pour un adulte, signale la Prévention routière. Sous l'effet de la vitesse et du poids relativement élevé de la tête par rapport au corps, le jeune passager se transforme en projectile qui sera éjecté ou écrasé contre le pare-brise. Aussi, un choc sans ceinture peut lui être fatal dès 20 km/h. Or, on voit encore trop souvent des enfants debout entre les sièges avant. Aussi, vous devez acquérir le réflexe d'attacher votre bambin, dès qu'il rentre dans la voiture.

Jusqu'à ses quatre ans, le siège auto réglementaire à sa

taille s'impose, avec deux bretelles et une sangle abdominale qui maintient l'enfant entre les jambes, afin d'empêcher toute glissade ; la coque du siège doit être profonde et assez haute. Des sièges pour jumeaux ou pour les enfants d'âge rapprochés ont également été prévus.

Attention également au soleil en été qui transforme la voiture en véritable fournaise. S'il fait 15-20°C à l'extérieur, l'intérieur du véhicule peut atteindre 45°C ! Or, la température du corps d'un petit enfant peut augmenter trois à cinq fois plus vite que celle d'un adulte ; d'où risque d'une hyperthermie (élévation anormale de la température corporelle) et d'une déshydratation.

☺ Ce qu'il est conseillé de faire

☞ *Respecter les règles élémentaires de sécurité*

N'oubliez pas d'enclencher la sécurité des portes arrière, afin que votre jeune passager ne puisse pas les ouvrir.

Faites attention en fermant les portes que ses doigts ne restent pas coincés : les compagnies d'assurances déplorent ce genre d'accidents, encore trop fréquents. Apprenez à votre enfant à sortir toujours du côté du trottoir et jamais du côté de la circulation.

☞ *Le protéger de la chaleur*

En cas de forte touffeur, donnez-lui régulièrement à boire et accrochez à la vitre une serviette humide. Habillez-le avec des vêtements amples, en coton et de couleur claire. Évitez de rouler aux heures les plus chaudes et faites des pauses fréquentes.

⚠ À éviter

☞ *Les dangers inutiles*

Ne laissez jamais un enfant seul dans une voiture, même pour deux minutes : il peut sortir, aller sur la rue.

Ne le laissez pas baisser la glace de plus du quart ni passer la main ou la tête à l'extérieur.

La sécurité des enfants en jeu

Depuis le 1er janvier 2008* chaque passager d'une voiture doit occuper seul une place équipée d'une ceinture de sécurité ou d'un dispositif de retenue (lit nacelle, siège ou rehausseur) pour les plus petits. Les moins de dix ans ne peuvent désormais plus partager une place à deux, pratique qui jusqu'alors était tolérée : une personne, une place.
Si un bébé est transporté à l'avant, dos à la route, dans un siège spécifiquement conçu à cet effet, le coussin de sécurité frontal (airbag) doit être obligatoirement désactivé.

* Décret n° 2006-1496 du 29 novembre 2006, publié au Journal officiel du 1er décembre 2006 et applicable depuis le 1er janvier 2008. Source : Ministère de l'écologie, du développement durable, des transports et du logement.
www.developpement-durable.gouv.fr/

En pratique

• Vous pouvez consulter les dossiers conseils « Enfant en voiture et chaleur : danger ! » ou « l'hyperthermie ».
Télécharger le dépliant : « Comment éduquer l'enfant piéton ? »
Ces documents sont édités par la Prévention routière.
www.preventionroutiere.asso.fr

• Télécharger le dépliant sur « le siège auto : veillez à la sécurité des enfants en voiture » édité par le ministère des Transports et l'Institut national de recherche sur les transports et leur sécurité (Inrets).
www.securiteroutiere.gouv.fr/

✎ Les poux, une plaie…

Vous trouvez que votre enfant se gratte trop régulièrement la tête ? En l'inspectant, vous apercevez des lentes (œufs) accrochées aux cheveux et parfois même des poux réfugiés, en particulier, sur l'arrière de l'oreille. Le verdict est sans appel : pédiculose. Votre marmot a été contaminé par l'un de ses petits camarades de classe. Ces minuscules insectes se nourrissent de sang et squattent le système pileux pour pondre leurs œufs de couleur grisâtre qui sont parfois plus visibles que les poux eux-mêmes.

☺ Ce qu'il est conseillé de faire

• Avertir au plus vite l'école qui informera les autres familles. Malheureusement, certains parents négligent cette précaution, favorisant ainsi la propagation de ces petites bêtes.

☞ *Traiter*

Outre les produits anti-poux qui sont vendus en pharmacie, vous devez ratisser les cheveux humides, de préférence avec un peigne spécial mèche après mèche et de la racine à la pointe des cheveux.

Votre entourage vous livrera sans aucun doute ses recettes de grand-mère : asphyxier les poux avec de l'huile d'olive ou avec du Monoï, asperger la chevelure avec vinaigre blanc… Contrairement aux produits anti-parasitaires, les poux ne développent pas de résistance vis-à-vis de ces produits.

☞ *Eviter la contamination*

N'oubliez pas de laver à la machine toute la literie (serviettes de bain, peluches, bonnets, écharpes…) et de traiter parallèlement tous les membres de la famille.

☞ *Prévenir*

Comme l'apparition des poux est fréquente dans les écoles

primaires, vous pouvez avoir recours à des répulsifs pour prévenir le mal.

Soyez vigilant lorsque votre enfant fréquente un centre de loisirs ou part en colonie de vacances. N'hésitez pas dans ce cas à avoir recours à un spray répulsif.

Veillez également à l'hygiène de vos enfants : faites des shampoings fréquents, peignez-les régulièrement, surtout les petites filles qui ont une chevelure abondante.

☞ *Contrôler*

Surveillez régulièrement la chevelure de votre enfant : les poux reviennent régulièrement à la charge…

À éviter

• Echanger bonnet, écharpe ou foulard.

En pratique : s'informer sur les poux

Le site belge « danse avec les poux ».

www.poux.questionsante.org

Dépliant « attention aux poux ».

www.inpes.sante.fr/

Cliquer sur l'onglet recherche et taper « poux » (catalogue).

✐ Mon enfant s'est fait mordre, griffer

Les enfants aiment beaucoup nos amis les bêtes, ce qui ne les empêchent pas de subir, parfois, des revers de fortune en se faisant mordre ou griffer.

En effet, les chats et les chiens s'attaquent en particulier aux enfants qui les approchent de trop près ou qui les excitent. Dans l'incapacité à percevoir les signaux d'avertissement ou d'agressivité de l'animal domestique, ils risquent alors de subir leurs attaques. Généralement sans gravité, les morsures canines peuvent avoir des conséquences graves pour l'enfant si elles sont profondes et si elles surviennent au visage ou au cou. Le risque immédiat demeure toutefois l'infection des tissus, provoquée par la gueule de l'animal qui referme beaucoup de micro-organismes susceptibles de pénétrer dans la peau.

☺ Ce qu'il est conseillé de faire

☞ *Désinfecter*

Après vous être lavé soigneusement les mains à l'eau et au savon, nettoyez la plaie à l'eau savonneuse et appliquez-y une solution antiseptique. Laissez-la sécher quelques minutes à l'air, avant de poser un pansement.

• Aidez votre enfant à reconnaître les signes avant-coureurs qui montrent que l'animal ne doit être en aucun cas dérangé : grognements, babines retroussées et oreilles en arrière pour les chiens ; pour les chats, une queue qui bat en coups de fouet, des oreilles en arrière, ainsi que des feulements.

• Tant qu'il est trop petit pour mesurer le danger, surveillez votre enfant dès qu'il s'approche d'un animal.

⚠ À éviter

• Laisser l'enfant approcher son visage de l'animal

domestique, l'embrasser, se coucher à côté, se jeter sur lui ou lui tirer la queue.

Déranger un animal lorsqu'il dort, mange ou fait ses besoins, essayer de lui ôter de la gueule un os ou un jouet, tenter de séparer des animaux qui s'affrontent, etc.

Quand faut-il consulter ?

Quand la morsure est profonde ou qu'elle est située près du visage.

Le médecin évaluera les risques de contamination de l'enfant par la rage, le tétanos et par d'autres germes (streptocoques, staphylocoque...).

Normalement, tous les enfants sont vaccinés contre le tétanos ; si ce n'est pas le cas, avertissez votre médecin qui injectera à votre enfant un sérum anti-tétanique.

Bon à savoir : la maladie des griffes du chat

Contrairement à ce qu'elle laisse supposer, la maladie des griffes du chat n'est pas forcément due à une blessure provoquée par un félin ; la morsure d'un chien ou une simple lésion de la peau (piqûre d'insecte, de rosier...) peuvent suffire à favoriser l'entrée de la bactérie responsable de la maladie dans l'organisme de l'enfant. Apparaissant quelques jours après l'inoculation, les premiers symptômes se manifestent par des douleurs musculaires, des maux de tête ; fatigué et fiévreux, l'enfant présente également des rougeurs sur la peau et des ganglions. Généralement, la maladie des griffes du chat se guérit spontanément au bout de quelques jours. Si les symptômes sont trop importants, le médecin prescrira un traitement adapté à base d'antibiotiques.

En pratique

L'Association Française d'Information et de Recherche sur l'Animal de Compagnie.
www.afirac.org

En cas de morsure de vipère

Hantise des parents qui voient leur enfant se promener en sandale dans l'herbe, en plein été, le serpent et, en particulier la vipère, rampe silencieusement dans les hautes herbes, les rocailles ou les taillis. Le reptile qui se sent en danger risque alors de distiller son venin.
Si la couleuvre est inoffensive, en revanche la morsure de la vipère est venimeuse, mais rarement mortelle. Elle se reconnaît par deux traces de morsure parallèles et distantes de plusieurs millimètres qui sont douloureuses. L'enfant peut souffrir de différents symptômes : malaise, vomissement, mal de tête, sueurs, contractures musculaires... il faut agir vite !

☺ Ce qu'il est conseillé de faire

• Appeler le 15 (samu) ou le 112 (numéro d'urgence européen).

• Immobiliser le membre de l'enfant, avec une attelle, comme pour une fracture; ensuite, transportez-le allongé dans une voiture jusqu'à l'hôpital ou au médecin le plus proche.

• Donner un antalgique pour soulager la douleur.

• Nettoyer et désinfecter la plaie, sans utiliser alcool ni éther.

• Enlever tout objet (bagues, bracelets...) qui pourrait bloquer la circulation sanguine.

• Bander le membre concerné, sans le serrer, pour limiter la diffusion du venin.

• Utiliser un système de pompe aspirante si vous en

disposez : cet appareil peut être efficace pour les morsures superficielles.

• Pour soulager la douleur et limiter le gonflement, vous pouvez appliquer sur la plaie de la glace que vous aurez mise dans un sac plastique entouré d'un linge propre.

⚠ À éviter

• Injecter du sérum antivenimeux : les risques provoqués par le sérum sont souvent plus fréquents que la morsure elle-même.

• Tenter d'aspirer le venin avec la bouche ou d'inciser la plaie.

• Poser un garrot.

✐ Mon enfant s'est fait piquer par un insecte

Les piqûres d'insectes font généralement plus de peur que de mal, sauf pour les enfants allergiques qui peuvent avoir une réaction très violente, notamment après une piqûre d'abeille.

En règle générale, les blessures d'abeilles, de guêpes, d'aoûtats, de frelons ou d'araignées provoquent une enflure douloureuse sur la peau qui devient rouge.

☺ Ce qu'il est conseillé de faire

• Si le dard de l'insecte est visible, l'enlever avec une pince à épiler préalablement désinfectée à l'alcool à 70°.

• Nettoyer la plaie à l'eau et au savon, comme toute plaie simple, avant d'y appliquer une solution antiseptique ou une crème contre les démangeaisons.

• Vérifier si la vaccination anti-tétanique de votre enfant est à jour.

⚠ À éviter

☞ *Toucher la plaie*

Le grattage intensif provoqué par la démangeaison peut en effet entraîner une infection sur la peau.

⊕ Quand faut-il consulter ?

Devant tout signe allergique (gonflement, démangeaisons intenses...) ou devant des signes d'infection (rougeur, chaleur...), consultez sans tarder un médecin.

Une piqûre dans la bouche ou l'arrière-gorge représente une urgence qui peut devenir vitale. Dans ce cas, alertez immédiatement le 15 (SAMU) ou 112 (numéro d'urgence européen).

👍 Bon à savoir : prévenir le paludisme

Le paludisme qui est provoqué par une piqûre de moustique infecté, constitue une maladie très répandue dans « une centaine de pays dans le monde, particulièrement les zones tropicales défavorisées d'Afrique, d'Asie et d'Amérique Latine. L'Afrique est, de loin, le continent le plus touché avec 90% des cas de paludisme recensés dans ses zones tropicales », signale l'Institut Pasteur. Si vous devez partir dans ces zones endémiques, consultez votre médecin qui prescrira à toute la famille un traitement préventif anti-paludéen.

Il doit être entrepris dès le départ et être poursuivi après le retour.

www.pasteur.fr/

✐ Mon enfant s'est brûlé

Un moment d'inattention peut suffire pour que votre enfant se brûle avec une flamme ou avec un produit chimique (solvant, produit ménager ou industriel) et, surtout, avec un liquide bouillant : soupe, eau bouillante, lait du biberon... Comme la peau de l'enfant est plus fragile et plus mince que celle d'un adulte, elle brûle, à température égale, quatre fois plus vite et plus profondément. La peau brûlée devient alors, rouge, douloureuse et parfois gonflée. Des cloques peuvent également apparaître sur la peau.

Le traitement d'une brûlure dépend de sa gravité. On l'évalue selon son étendue et sa profondeur : dès que sa surface est égale ou supérieure à la paume de la main de l'enfant et qu'elle « *atteint les tissus plus profonds, les muscles ou l'os* », la brûlure est grave, explique Estelle Delaube[4], journaliste de santé publique, qui ajoute : « *les brûlures de la bouche et du nez peuvent entraîner très vite des difficultés respiratoires* ». Même si les brûlures sont superficielles, c'est-à-dire « du premier degré », vous devez les soigner, pour éviter toute surinfection.

Attention aussi aux brûlures internes qui sont provoquées par l'ingestion de boissons trop chaudes. Les voies aériennes peuvent gonfler et s'obstruer, au risque d'étouffer l'enfant.

☺ Ce qu'il est conseillé de faire

☞ Traiter la plaie

Faites immédiatement couler de l'eau fraîche sur la peau brûlée.

Si la brûlure est superficielle, petite et éloignée des orifices naturels (nez, bouche, oreille...), laissez sécher, avant de recouvrir la plaie d'une compresse stérile. En revanche, si la brûlure est grave, profonde ou proche des orifices naturels, n'appliquez surtout pas de produit pour éviter que la plaie s'infecte.

☞ Ôter les vêtements s'ils sont en fibres naturelles (coton, lin, laine) : laissez alors couler de l'eau au-dessus de la partie brûlée pour les décoller lentement.

☞ Veillez à ce que votre enfant ne se déshydrate pas. Aussi, donnez-lui à boire fréquemment.

☞ Vérifiez que votre enfant est bien vacciné contre le tétanos ; si ce n'est pas le cas, le médecin lui injectera un sérum anti-tétanique.

☞ Adopter des conseils de prudence

– Il faut donc penser à éloigner systématiquement de vos enfants tout ce qui brûle.

– Avant de baigner votre enfant, vérifiez que l'eau est bien à 37° C ; faites couler l'eau froide avant l'eau chaude et une dernière fois l'eau froide, pour refroidir le robinet. Ces précautions sont loin d'être superflues : en effet, l'eau chaude sanitaire est à l'origine d'un tiers des brûlures de l'enfant.

– Surveillez également la température du biberon de votre enfant, surtout s'il a été chauffé au four à micro-ondes : si le verre ou le plastique sont froids, le liquide à l'intérieur peut être en revanche brûlant. N'oubliez pas d'agiter le biberon et de verser quelques gouttes de lait sur votre avant-bras pour vous assurer de la température du liquide.

⚠ À éviter

• Utiliser des remèdes de grand-mère : beurre, huile, vinaigre, crèmes…

• Appliquer du tulle gras qui adhère à la plaie.

• Percer les cloques. Laissez-en le soin au médecin qui le fera si nécessaire.

• Appliquer un produit sur une brûlure grave, profonde et proche des yeux ou des orifices naturels (œil, bouche…).

Il suffit de faire couler de l'eau fraîche sur la plaie et de couvrir d'un linge propre.

• Tenter de retirer les vêtements, s'ils sont en fibre synthétique. Laissez alors couler de l'eau fraîche sur les habits collés à la peau sans les toucher.

⊕ Quand faut-il consulter ?

« *Une brûlure même superficielle nécessite toujours une consultation d'urgence* », signalent Laure Lechertier et Laurent Piccinini, spécialistes du médicament à la Mutualité Française[5].

En attendant les secours, douchez doucement à l'eau froide la région brûlée pendant plusieurs minutes. En attendant l'arrivée du médecin, parlez régulièrement à votre enfant et protégez-le contre le froid, sinon vous risquez de faire baisser sa température centrale et de provoquer une hypothermie.

En pratique

A lire

Guide des premiers secours- à lire d'urgence !
Delaube Estelle
Ed : Librio/la Mutualité Française 2008
Guide de l'automédication
Lechertier Laure et Piccinini Laurent
Ed : Librio/la Mutualité Française 2009

✎ Mon enfant a pris un coup de chaud

Dès l'apparition des beaux jours, vous pouvez être tentés d'exposer votre enfant aux rayons du soleil pour lui permettre de sortir de la grisaille hivernale, de retrouver des couleurs et de l'énergie. Une belle lumière d'été favorise en effet la bonne humeur. Sous l'influence solaire, la peau synthétise également la vitamine D, essentielle pour la calcification des os : facteur important pour votre enfant en pleine croissance.

Votre chérubin peut donc user du soleil, sans toutefois en abuser. Contrairement à l'adulte, les nourrissons et les enfants en bas âge ont du mal, en effet, à réguler leur température interne par la transpiration, leurs réserves en eau sont assez faibles et ils ne peuvent pas exprimer leur sensation de soif, se réhydrater ou se mettre à l'ombre seuls. C'est pourquoi, par une journée chaude, le corps d'un enfant absorbe plus de chaleur qu'un adulte et surchauffe vite ; d'où le risque d'une déshydratation très rapide qui peut être très grave.

Lors des magnifiques journées d'été, votre enfant n'a de cesse de faire des pâtés de sable ou de se baigner sur la plage, de jouer en plein air… sans prendre garde aux rayons du soleil qui traversent les nuages, ignorent le vent ou se réfléchissent sur la neige, le sable… Alors que les plus jeunes s'exposent davantage au soleil, leur peau n'est pas suffisamment mature pour s'en protéger.

Il suffit de quelques minutes d'exposition pour qu'apparaisse un coup de soleil. Il s'agit ni plus ni moins d'une brûlure de la peau. Or, on sait aujourd'hui que « *le risque de mélanome à l'âge adulte est fortement lié aux coups de soleil dans l'enfance* », précise le Dr Frédéric Bérard, dermatologue.[6]

☺ Ce qu'il est conseillé de faire

☞ *Protéger des rayons*

Sachez faire profiter à vos enfants des bienfaits du soleil, sans mettre en danger leur peau, que ce soit sur la plage, à la montagne… ou dans votre jardin.

Il est important de leur mettre un écran solaire avec un indice SPF de 40 minimum et de choisir des produits « water proof » en cas de baignades répétées. Renouveler l'application toutes les deux heures et après chaque baignade. Ces écrans solaires ne doivent pas pour autant vous inciter à l'exposer davantage au soleil.

La meilleure protection contre le soleil, ce sont les vêtements : un tee shirt, un pantalon léger… sans oublier la casquette ou le chapeau à larges bords pour protéger visage, yeux, oreilles et cou. Comme le soleil est également néfaste pour les yeux, il est important de leur mettre des lunettes solaires avec un filtre anti UV, catégorie CE (norme européenne) et de protection 3 ou 4 (forte luminosité); choisissez un modèle chez le pharmacien ou chez un opticien.

Utile, le parasol ne protège toutefois pas de la réverbération des UV sur le sable.

☞ *Privilégier l'ombre*

En cas de coups de soleil, mettre aussitôt votre enfant à l'ombre. « La pulvérisation d'eau minérale suivie d'une crème après-solaire est un moyen rapidement efficace pour calmer la brûlure », indique le dermatologue.

⚠ À éviter

Les bébés et les jeunes enfants ne doivent jamais être exposés au soleil directement, surtout entre 11h et 16h c'est-à-dire « aux heures où l'ombre est plus petite que soi », précise le Dr Bérard.

En pratique

• Brochure : « Bien profiter des rayons du soleil »
Institut national de prévention et d'éducation pour la santé (INPES).
www.inpes.sante.fr/

• Sécurité solaire.
www.infosoleil.com

• Ligue nationale contre le cancer.
www.ligue-cancer.net

• Syndicat national des dermatologues.
www.syndicatdermatos.org

• Brochure « mieux me protéger du soleil » éditée par la Mutualité Française.
www.mutualite.fr

Mon enfant prend du poids

Votre rejeton profite de la première occasion pour vous demander un bonbon, quand il ne grimpe pas tout seul pour atteindre le placard où sont rangés les paquets de gâteaux. Vous le surprenez alors en train de manger son yaourt au chocolat en regardant la télévision ou de croquer des chips en jouant sur son ordinateur. Nombreux sont les jeunes qui grignotent durant la journée : ils mangent régulièrement et sans faim des petites quantités de nourriture, souvent faciles à avaler et à portée de main. Souvent, l'enfant mange en faisant autre chose, ce qui constitue une cause de surpoids et de déséquilibres alimentaires ; en effet, il consomme le maximum de produits sucrés et gras en un minimum de temps.

En poussée pubertaire, le pré-adolescent a besoin de manger beaucoup.

Comme il vit au jour le jour, le plaisir et la satisfaction immédiate l'emportent sur les risques futurs de diabète 2, d'obésité ou de pathologies cardiaques.

Cette alimentation destructurée risque de présenter des risques non négligeables pour votre pré-adolescent : outre la prise de poids, il peut également souffrir d'un excès de graisses dans le sang (hyperlipidémies), de caries dentaires, de diarrhées provoquées par les boissons édulcorées au sorbitol.

Les filles qui tiennent à garder leur ligne font davantage attention à ce qu'elles mangent, au risque parfois d'en faire trop dans l'excès inverse.

D'où la hausse de l'anorexie mentale chez les pré-adolescentes et les adolescentes. L'entrée dans cette pathologie s'effectue généralement sur un mode presque banal. Votre fille entame un régime pour être aussi mince que ses copines ; comme beaucoup de personnes qui essaient de perdre des kilos, elle oscille entre contrôle de ses prises alimentaires – sautant un repas à l'occasion – et excès de nourriture en tous genres, au risque de devenir victimes de ce que les nutritionnistes dénomment le régime « yoyo ». À force de s'imposer des strictes restrictions, elle en perd progressivement l'appétit... et maigrit. La crainte d'être grosse est d'autant plus vive que les kilos fondent. Ainsi, risque de s'instaurer un cercle vicieux où moins la jeune fille mange, plus elle craint de grossir.

☺ Ce qu'il est conseillé de faire

☞ *Privilégier l'équilibre alimentaire*

Encouragez votre enfant à prendre trois repas par jour, à manger les cinq fruits et légumes recommandés par les autorités sanitaires pour faire le plein de vitamines ; ne pas lésiner sur les féculents (pâtes, riz) qui apaisent la faim. Pour renforcer son squelette qui se modifie à toute allure, incitez-le à consommer chaque jour du lait et des laitages (yaourts et fromage), riches en calcium. N'oubliez pas les protéines (viande, poissons ou œufs) qui fournissent l'énergie nécessaire pour faire fonctionner les muscles et le cerveau, permettant également d'attendre le repas sans avoir l'estomac dans les talons. Votre rejeton ne doit pas escamoter le petit-déjeuner, même s'il n'a pas faim : il a besoin, en effet, de carburant pour tenir jusqu'au repas de midi.

☞ *Une collation en cas de creux*

Prévoir éventuellement une petite collation dans la journée : une petite compote, une pomme, une banane, des bâtonnets de légumes...

☞ *Sensibiliser*

Comme il vous faut aborder votre pré- adolescent avec tact, mettez plutôt en avant les effets qu'exerce son alimentation sur son apparence physique ; il y sera forcément sensible. Vous pouvez, par exemple, indiquer à votre fille que les carences alimentaires finissent par se voir sur le teint qui devient terne.

⚠ À éviter

☞ *Céder à la facilité*

Au lieu d'offrir un bonbon à votre enfant pour avoir la paix, faites-lui plutôt un câlin.

☞ *Lui faire sauter des repas*

Les quatre repas de la journée sont indispensables à l'équilibre nutritionnel de votre enfant : petit-déjeuner, déjeuner, goûter et dîner.

☞ *Tenter le diable*

Ne remplissez pas les placards avec des viennoiseries, des paquets de gâteaux, des bonbons, des sodas, des barres de chocolat… votre enfant n'aura plus la tentation à portée de mains.

Quand faut-il consulter ?

Si votre enfant prend du poids ou maigrit à vue d'œil, vous pouvez l'encourager à consulter un diététicien ou un nutritionniste (médecin). Il (elle) peut se sentir rassuré(e) de constater que ses préoccupations sont prises au sérieux.

En pratique

• Télécharger la brochure, « j'aime manger, j'aime bouger » Le guide nutrition pour les ados.

www.inpes.sante.fr/CFESBases/catalogue/pdf/747.pdf

• Le site de la nutrition et plaisir.

www.mangerbouger.fr/

Mis en place par le ministère du Travail, de l'Emploi et de la Santé et l'INPES.

(Institut national pour la prévention et l'éducation pour la santé).

Mon enfant fume, boit

Les expérimentations sont fréquentes à l'âge du collège, notamment l'alcool et le tabac. Le pré-adolescent risque fort d'être encouragé, voire tenté de prendre une cigarette par curiosité, pour faire comme ses copains ou par goût du risque. Sur le plan psychologique, la « tige » a un effet rassurant : elle permet d'occuper ses mains, de se cacher derrière un écran de fumée, lorsqu'on n'est pas sûr de soi, ni de sa séduction. Cette cigarette « contenance » peut très rapidement entraîner votre adolescent dans l'engrenage de la dépendance et dans le statut de fumeur. Selon Bernard Roques, pharmacologue, le tabac « constitue la molécule la plus addictive ». Plus l'initiation au tabac se fait tôt, plus le risque d'addiction est élevé. Parallèlement les jeunes qui fument sont davantage tentés par l'alcool et les buveurs d'alcool fument plus que le reste de la population.

L'initiation au tabac va donc souvent de pair avec l'alcool qui demeure, à cet âge vulnérable, la substance psychoactive la plus consommée. Les ivresses répétées sont actuellement en hausse dans les collèges et les lycées. Les jeunes se retrouvent à plusieurs pour boire beaucoup d'alcool en peu de temps (ce que l'on appelle parfois « binge drinking » ou « cuite express », ritualisées, ces rencontres deviennent rapidement banalisées. Beaucoup de jeunes racontent leurs soirées de beuveries entre copains ; au vin prisé par les parents, ils préfèrent la bière ou les fameux Premix (voir bon à savoir page suivante) qui provoquent tant d'engouement auprès de la génération actuelle. Avec l'alcool, les inhibitions se lèvent : on se sent plus léger, capable de draguer, de rire pour un rien, de refaire le monde. Plus la sensation de détente se fait ressentir, plus la tentation est grande de boire encore.

👍 Bon à savoir : les Premix

Les Premix (de l'anglais premixed, mélangé à l'avance), désormais appelés alcopops (« alco » pour alcool et « pop » pour soda en anglais) font fureur auprès de la communauté adolescente et, en particulier, auprès de la tranche des 10-14 ans. Présentés sous des emballages très « flashy » pour séduire et fidéliser les jeunes consommateurs, ces cocktails explosifs contiennent beaucoup de sucre, un peu d'arôme... et de l'alcool fort : coca-vodka, cherry-whisky, mandarine-Bénédictine, chocolat-tequila... le conditionnement se présente généralement sous forme de canettes de 20 ou de 33 cl dont la teneur en alcool est de 5 à 6% (comme beaucoup de bières). Comme ces boissons sont très sucrées et très agréables à boire, elles séduisent surtout les jeunes filles qui peuvent ainsi consommer plusieurs canettes à la suite. C'est en absorbant ces boissons que les pré-ados peuvent prendre leurs premières cuites... Les Prémix ne doivent pas être confondues avec les boissons « énergisantes » non-alcoolisées, qui contiennent des substances stimulantes.

☺ Ce qu'il est conseillé de faire

☞ *Informer*

Vous pouvez invoquer le prix du tabac (mais il le sait déjà...), arguer que la cigarette n'est pas un accessoire de séduction : l'odeur de tabac froid qui imprègne les vêtements, les dents jaunies, la mauvaise haleine... Il est possible également de mettre en avant les moindres performances sportives le souffle court, une récupération plus longue après l'effort...

☞ *Sensibiliser*

Votre pré-adolescent peut être sensible à l'aspect mercantile du tabac et de l'alcool. Les industriels adoptent, en effet, des stratégies de communication adaptées au profil et au mode de vie des jeunes pour les fidéliser. Jouant sur leur attrait pour la nouveauté, ils produisent des boissons aux goûts et aux noms exotiques (Premix, Young adulte spirit ou spiritueux pour jeunes...) ou proposent des paquets de plus en plus colorés et une multitude de marques pour disposer d'un catalogue d'identités prêtes à porter.

☞ *Être attentif*

Il est important que vous soyez à l'écoute de votre enfant dans son refus ou dans sa volonté d'arrêter de fumer, de boire ; ne pas hésiter à l'orienter vers les méthodes de sevrage tabagique ou alcoolique. Voir adresses « en pratique » ci-dessous.

⚠ À éviter

☞ *Moraliser interdire*

Inutile d'empêcher votre rejeton de fumer, il saura le faire à votre insu. Il saura d'autant moins sensible à vos injonctions qu'il vous voit fumer.

En pratique

• Association nationale de prévention en alcoologie et addictologie.
www.anpaa.asso.fr

• Comité national contre le tabagisme.
www.cnct.fr

• Drogues info service.
Tél. 0 800 23 13 13
www.drogues-info-service.fr

• Ecoute alcool.
Tél. 0 811 91 30 30

• Ecoute cannabis.
Tél. 0 811 91 20 20

• Sites Internet de l'INPES (Institut national de prévention et d'éducation pour la santé) qui présente les risques de l'alcool pour la santé.

www.alcoolinfoservice.fr

www.boiretrop.fr

• Tabac info service

Tél. 38 39

Numéro d'aide à l'arrêt du tabac.

www.tabac-info-service.fr

III

Prévenir les risques

✎ Mon enfant voit mal

La vue des enfants se construit jusqu'à l'âge de 12 ans, ce qui n'empêche pas les premiers défauts visuels d'apparaître durant l'enfance, avant de se stabiliser jusqu'à environ 40 ans. Aussi, ses yeux doivent-ils être contrôlés régulièrement pour que votre enfant puisse s'épanouir dans toutes les activités de sa vie quotidienne et scolaire : rouler à vélo, lire parfaitement au tableau, déchiffrer les mots sur son cahier... Pour bien apprendre, il faut bien voir ! Après une première visite obligatoire entre 1 et 2 ans, l'enfant sera régulièrement suivi dans le cadre de la médecine scolaire. Ces bilans réguliers ne doivent néanmoins pas vous empêcher de prendre rendez-vous tous les ans chez l'ophtalmologiste pour détecter d'éventuels défauts visuels.

☺ Ce qu'il est conseillé de faire

☞ *Détecter les premiers signes*

Votre enfant cligne fréquemment des yeux ou fronce les sourcils ? ses yeux sont rouges ou piquent ? vous le voyez le nez collé sur son livre ou son cahier ? il confond les lettres, se plaint de maux de tête ou de douleurs à la nuque ou souffre de fatigue visuelle ? Consultez un ophtalmologiste.

☞ *Prévenir*

Si votre enfant travaille ou joue sur un écran d'ordinateur, il doit être placé à une distance supérieure à 40 cm. Pour soulager les yeux au quotidien, il est important de faire des pauses courtes et fréquentes (5 minutes réglementaires par heure), de quitter régulièrement l'écran des yeux pour regarder au loin et de choisir un fond d'écran clair. Si possible, placer l'ordinateur perpendiculaire à la fenêtre ou, sinon, poser des stores pour éviter les reflets sur l'écran. L'idéal serait que le haut de l'ordinateur soit placé au niveau des yeux et que l'éclairage soit adapté pour éviter éblouissements et reflets.

Enfin, il doit être assis à plus d'un mètre de la télévision. Les écrans n'abîment pas les yeux. En revanche, une fatigue visuelle révèle des petits défauts existants.

☞ *Acheter des lunettes de soleil*

Comme la peau, nos yeux disposent d'un capital soleil qui permet aux cellules de se renouveler régulièrement pour affronter les agressions des rayons ultra-violets. Si la dose d'UV est très importante, ce capital s'épuise plus vite et l'œil devient vulnérable... Protéger les yeux des enfants des rayons ultra-violets constitue donc une priorité dans sa vie quotidienne, que ce soit à la montagne, à la mer...ou en ville. Omniprésent, le soleil diffuse, en effet, ses rayons par temps couvert ou se réfléchit dans l'eau, la neige, le sable ou tout simplement sur un mur blanc ou une baie vitrée : ski, voile, plage... Il est capital d'apprendre aux enfants, dès leur plus jeune âge, à porter des lunettes de soleil, à mettre une casquette sur la tête, surtout s'ils ont les cheveux blonds et les yeux clairs. Plus les yeux des enfants sont clairs, plus ils sont réceptifs aux effets néfastes des rayons UV.

En pratique : pour protéger sa vue

Association nationale pour l'amélioration de la vue.

Édite des dépliants à destination du grand public : « bien voir à l'école ». « la vision des enfants », « ultraviolets : attention les yeux », l'ASNAV organise chaque année les journées nationales de la vision.

www.journeesdelavision.info

www.asnav.org

• L'Institut de la vision.

Donne des informations sur les maladies oculaires.

www.institut-vision.org

• La Mutualité Française a édité une brochure « Mieux préserver ma vue ».
www.mutualite.fr (onglet santé-fiches santé/hygiène de vie)
Si vos enfants risquent d'être exposés aux UV dans des circonstances particulières ou s'ils souffrent déjà d'une maladie des yeux, appelez le 39 35 (du lundi au vendredi de 9 heures à 19 heures pour le prix d'un appel local).
Ce service gratuit et réservé aux adhérents de certaines mutuelles (renseignez-vous auprès de celles-ci) répondra à vos questions.
• Prévention solaire, un site de l'Institut national de prévention et d'éducation pour la santé (INPES).
www.prevention-soleil.fr
• La Sécurité solaire est un centre collaborateur de l'Organisation mondiale de la santé (OMS).
www.soleil.info
• La Société française des ophtalmologistes
donne « l'essentiel sur les maladies oculaires ».
www.sfo.asso.fr

Des défauts visuels courants

Pour préserver la santé de ses yeux, il est important de détecter, dès le plus jeune âge, un éventuel défaut visuel.
L'astigmatisme est un défaut de la courbure de l'œil, plus proche du ballon de rugby que du ballon de football, ce qui entraîne une vision déformée et floue, de près comme de loin. L'astigmatisme est généralement lié à d'autres défauts visuels comme la myopie.
L'hypermétropie : l'œil est trop petit, d'où un trouble de la vision de près et de loin. Une hypermétropie modérée qui n'est pas anormale chez les jeunes enfants ne sera corrigée que si elle est importante et/ou s'accompagne d'un strabisme.

La myopie : l'œil étant trop long, les objets éloignés sont vus flous, tandis que la vision de près ou de très près est bonne. Ce défaut qui a souvent une part génétique, apparaît généralement à l'adolescence et peut évoluer jusqu'à l'âge de 25 ans environ.
Le strabisme : fréquent chez les bébés et les enfants en bas âge, il est dû à un défaut de parallélismes des yeux qui louchent.

👍 Bon à savoir :
Campagne pour des enfants visibles la nuit

Lorsque la nuit commence à tomber tôt, les enfants sont moins vus par les conducteurs lorsqu'ils traversent la rue. Aussi, l'association Prévention Routière et Assureurs Prévention ont lancé une campagne nationale de sensibilisation visant à alerter parents et enfants de 6 à 10 ans sur l'importance de la visibilité la nuit : « Sur la route, au crépuscule ou la nuit, Pensez à rendre vos enfants visibles ! ».
Au programme de cette campagne, distribution à la sortie des écoles des auto-collants rétro-réfléchissants (Zilum) pour les cartables et casques de vélo des enfants et remise d'un tract d'information avec conseils pratiques et jeu interactif.
« Sans aucun équipement rétroréfléchissant, les enfants ne sont visibles qu'à 30 mètres, alors qu'ils sont visibles à plus de 150 m lorsqu'ils en sont équipés. Or il faut au minimum 25 m (38 m sur route humide) à un véhicule roulant à 50 km/h pour s'arrêter, et près de 81 m (120 m sur route humide) pour un véhicule roulant à 90 km/h... », signale la Prévention routière.

www.securite-routiere.gouv.fr

www.preventionroutiere.asso.fr

✐ Protéger l’audition de votre enfant

Bien que l’audition de votre enfant ait été contrôlée durant les différentes étapes de sa croissance (maternité, école...), il peut arriver que vous soyez alerté sur sa capacité à bien entendre. Si des surdités sont acquises dès la naissance, d’autres troubles peuvent se développer, en effet, au cours de la petite enfance et de la pré-adolescence, notamment lorsque l’enfant présente des otites à répétition (en particulier les otites séreuses voir page 19), a été victime d’un accident ou a souffert d’une affection (méningite). On constate actuellement une hausse des troubles de l’audition chez des jeunes qui sont soumis à des agressions sonores répétées : concerts de musique amplifiée, baladeurs... Or, les oreilles endommagées vieillissent rapidement. C'est la raison pour laquelle une loi contraint désormais les fabricants en France à brider le niveau sonore de leur produit à 100 dB.

D’où l’importance de se faire dépister une baisse d’audition, avant qu’elle ne s’aggrave et n’aboutisse à une surdité.

☺ Ce qu’il est conseillé de faire

☞ *Repérer des signes de mauvaise audition*

Un enfant qui ne réagit pas à son prénom, ou à des appels simples comme « Viens » présente peut-être une audition déficiente. Les enfants malentendants sont souvent plus irritables, moins patients, plus distants avec leur entourage ou ont tendance à s’isoler dans leur « bulle ».

☞ *Prodiguer des conseils de prudence*

Demander à votre enfant de baisser le volume de son MP3, de sa chaîne stéréo...

☞ *Surveiller les otites de votre enfant*

À éviter

- Exposer votre enfant à des nuisances sonores répétées.

Quand faut-il consulter ?

La première démarche consiste à consulter un médecin ORL qui effectuera une batterie de tests pour déterminer avec précision la perte auditive de chaque oreille. L'examen auditif consiste à examiner le conduit auditif et à réaliser une audiométrie qui est indolore, sans danger et de courte durée. Quelquefois des tests complémentaires sont indispensables pour formuler un diagnostic.

Plus la surdité est dépistée précocement, plus l'enfant est traité tôt, plus son intégration sociale et scolaire sera facile.

En pratique

- Chaque année, en mars, est organisée la Journée nationale de l'audition qui permet notamment de tester son audition. Elle est organisée par l'Association pour l'information et la prévention dans le domaine de l'audition.

www.audition-infos.org
Tél : 0810 200 219.

- Écoute-ton-oreille

À force d'écouter de la musique trop fort, on finit par l'entendre à moitié.
Un site Internet créé par l'Institut national de prévention en éducation pour la santé (INPES) et le ministère du Travail, de l'Emploi et de la Solidarité.
www.ecoute-ton-oreille.com

✐ Vaccination : faire front à la maladie

Pour contrer l'offensive de certaines maladies bactériennes ou virales, la vaccination constitue une arme efficace. Aujourd'hui, la vaccination est inscrite dans le calendrier de la vie ; ce geste de prévention protège l'individu et la collectivité.

Pour fréquenter un établissement scolaire, certains vaccins sont obligatoires : diphtérie, tétanos, poliomyélite (DTPolio) chez l'enfant jusqu'à 13 ans. La vaccination contre la coqueluche, une maladie très contagieuse, contre l'Haemophilus Influenzae de type B (responsable de la méningite), ainsi que contre l'hépatite B est également chaudement recommandée. Six vaccins (hexavalent) sont ainsi combinés pour optimiser la prévention chez l'enfant.

Le calendrier vaccinal de 2010 qui est établi par l'institut de veille sanitaire (InVS) inclut également la vaccination contre les infections à méningocoques ou à pneumocoques aux conséquences graves : pneumonie, méningite…

Si le vaccin contre la tuberculose n'est plus exigé pour entrer en collectivité, il est toutefois recommandé jusqu'à 15 ans pour les enfants à risques, résidant notamment en Ile-de France.

Des démangeaisons, une rougeur ou un œdème peuvent se manifester au niveau de l'injection : sur la cuisse chez l'enfant. Ces réactions locales peuvent s'accompagner de manifestations transitoires (24 heures), telles que fièvre ou apparitions de boutons. Il ne faut pas vacciner un enfant qui souffre de fièvre ou d'angine. Les enfants qui n'ont pas suivi les dates de rappel peuvent rattraper sans problème leur retard en se refaisant une injection, sans avoir à reprendre depuis le début le programme de vaccination.

Les centres de la PMI (Protection maternelle et infantile)

vaccinent gratuitement sans que les parents aient à apporter le vaccin avec eux.

En pratique : pour en savoir plus

Lire la fiche santé « mieux maîtriser la vaccination » éditée par la Mutualité Française.

www.mutualite.fr/

Onglet :-actualite/Fiches-sante/Questions-de-sante/

Pour connaître la liste des vaccins remboursés par l'Assurance maladie.

www.ameli.fr

Consulter également le site de l'Institut Pasteur.

www.pasteur-lille.fr

www.pasteur.fr

Le calendrier vaccinal 2010 de l'Institut de veille sanitaire (InVs) BEH (bulletin épidémiologique hebdomadaire) du 22 avril 2010.

www.invs.fr

✐ Dents : un capital pour la vie

Outre son rôle de premier plan dans la mastication des aliments, la dentition permet à votre enfant d'arborer un sourire de star. Il est important de prendre soin des dents de lait parce qu'elles favorisent la croissance des dents définitives. L'Assurance maladie recommande de veiller tout particulièrement à prendre soin de la première molaire définitive qui pousse chez l'enfant vers l'âge de six ans. Encore appelée « la dent de six ans », elle commande, en effet, la position de toutes les autres dents définitives. Aussi, faut-il veiller à ce qu'elle ne soit pas attaquée par une carie. S'il faut l'extraire, les autres dents définitives risquent alors d'adopter ensuite une mauvaise position, ce qui nécessitera des soins d'orthodontie, longs et coûteux.

☺ Ce qu'il est conseillé de faire

☞ *Apaiser (en cas de douleur)*

Au moment du coucher, soulevez légèrement la tête de votre chérubin pour l'apaiser. Donnez-lui une croûte de pain, une biscotte, un anneau de dentition ou faites-lui des frictions sur les gencives avec un morceau de glace enrobé dans un mouchoir. Vous pouvez également lui passer le baume ou le sirop qui aura été prescrit par votre médecin.

☞ *Favoriser l'hygiène bucco-dentaire*

Dès un an, vous pouvez lui offrir une brosse à dents de bébé adaptée sur laquelle vous déposez soir et matin une demie lentille de dentifrice pour ôter la plaque dentaire. Ce dépôt qui se forme rapidement à la surface des dents après les repas, est composé de bactéries, à l'origine des caries. Transformés en acide par la plaque dentaire, les sucres détruisent en effet la surface des dents, y creusant ainsi des cavités douloureuses et destructrices pour les dents.

Votre enfant sera très fier de faire comme les grands ! Vers deux ans et jusqu'à l'entrée en école primaire, votre enfant pourra se brosser seul les dents ; après chaque repas et avant le coucher, il devra exercer un brossage vertical (du rouge de la gencive vers le blanc des dents) pendant deux à trois minutes.

Veillez toutefois aux travaux de finition…

Pour prévenir les caries, vous pouvez, par exemple, offrir une paille à votre enfant lorsqu'il boit une boisson sucrée : l'agression de l'émail par les sucres sera moins importante. À la fin du repas, pensez également à lui donner un verre d'eau pour « rincer » les dents et neutraliser ainsi les acides.

Saviez-vous que le chocolat noir, riche en cacao et peu sucré, possède des qualités « anti-caries » ?

☞ *Agir pour prévenir*

Au moindre point noir sur la dent, prenez rendez-vous chez le dentiste, après avoir bien vérifié qu'il accepte les petits dans son cabinet.

⚠ À éviter

☞ *Le sucré*

Outre les bonbons et autres sucreries, certains produits, largement consommés par les enfants, peuvent également provoquer des caries : fruits et jus de fruits, céréales… Attention aux biberons de lait, surtout s'ils sont sucrés (notamment au miel) ou chocolatés qui sont donnés le soir, avant de s'endormir. Ils provoquent ce que l'on appelle les caries du biberon qu'il n'est pas rare de rencontrer chez les enfants âgés de 18 à 24 mois.

☞ *Le grignotage*

Qui favorise la consommation de produits sucrés.

Des visites régulières chez le chirurgien-dentiste

Il ne faut pas attendre d'avoir des caries pour prendre rendez-vous chez le chirurgien-dentiste. Une première consultation est conseillée dès l'âge de dix-huit mois, à titre préventif. Votre enfant va ainsi se familiariser avec l'univers aseptisé de ce professionnel de santé en blouse blanche et masque. Rassurez-vous ! Aujourd'hui les cabinets dentaires sont clairs, lumineux et les instruments discrets. Ce « médecin des dents » a l'habitude des tout-petits, sait leur parler, détourner leur attention quand il faut, et expliquer en termes simples, ce qu'il est en train de faire... Il en profitera pour s'assurer que les dents de lait poussent correctement. À l'issue de ce premier entretien avec le chirurgien-dentiste, vous pourrez ainsi initier une bonne hygiène bucco-dentaire pour votre enfant.

Des visites régulières de contrôle (tous les ans) seront nécessaires pour détecter d'éventuelles caries ou autres pathologies bucco-dentaires (gingivite...).

L'Assurance maladie a lancé un programme « M'T dents » destiné à encourager la visite chez un chirurgien-dentiste. Tous les trois ans, à partir de ses six ans, votre enfant reçoit, avant son anniversaire, un courrier l'invitant à se rendre chez le dentiste conventionné de son choix pour faire un examen de prévention gratuit.

À l'occasion de cette visite, le chirurgien-dentiste pourra vous encourager à donner du fluor à votre enfant. Si, en général, cette supplémentation sous forme de gouttes ou de comprimés est systématique chez l'enfant jusqu'à deux ans, « il faut moduler la prescription en fonction des habitudes familiales d'alimentation et d'hygiène », pour les enfants de 2 à 6 ans, recommandait en 2002 l'AFSSAPS (Agence française de sécurité sanitaire des produits de santé). Entre 6 à 12 ans, « le fluor peut être uniquement

apporté par l'eau et le sel fluoré. Les dentifrices dosés à plus de 150 mg de fluor /100g peuvent être utilisés ».
Le chirurgien-dentiste pourra également vous proposer le comblement des sillons dentaires, une technique qui permet de prévenir les caries. Il arrive parfois qu'il attire votre attention également sur la nécessité de consulter un orthodontiste (voir page 108).

Apparition des dents de lait

Dents	**maxillaire supérieur**	**inférieur**
Incisives Médianes	6 à 8 mois	5 à 7 mois
Incisives Latérales	7 à 8 mois	8-11 mois
Canines	16 à 20 mois	10 à 16 mois
Premières Molaires	10 à 16 mois	10 à 16 mois
Deuxièmes	20 à 36 mois	30 à 36 mois

En pratique

Pour tous renseignements :

• Les recommandations de l'AFSSAPS « fluor et prévention de la carie dentaire ».
www.afssaps.fr
Ou sur le site de la Société française de pédiatrie.
www.sfpediatrie.com/

• L'Assurance maladie a édité une fiche santé sur la carie dentaire.
ww.ameli-sante.fr

• Brochure « La santé bucco-dentaire en quatre points » Sourire santé collection.
Brochure de l'Inpes et de l'UFSBD.
www.inpes.sante.fr

• Le site des mamans qui veulent tout savoir sur les premières dents.
www.mes-premieres-dents.com

• M'T dents
Ce programme de prévention, mis en place par l'Assurance maladie, délivre des conseils dentaires et donne accès à la liste des dentistes conventionnés.
www.mtdents.info

• La Mutualité Française a édité une brochure « Mieux préserver ma santé bucco-dentaire ».
mutualité française.fr

• Sparadrap.
L'Association pour les enfants malades ou hospitalisés édite un livret intitulé « Je vais chez le dentiste… Pourquoi ? ».
www.sparadrap.org

• L'Union française pour la santé bucco-dentaire (UFSBD)propose un panorama complet sur la santé, le brossage et les soins dentaires.
www.ufsbd.fr

Rendez-vous chez l'orthodontiste

Prescrits à certains enfants au moment où les dents définitives se placent, c'est-à-dire vers l'âge de 8 ans, les traitements d'orthodontie permettent de prévenir ou de corriger des mauvaises positions dentaires et des malformations des mâchoires inesthétiques qui peuvent être également à l'origine de caries ou d'infections de la gencive. Ainsi, votre enfant pourra bénéficier, au bout de quelques années, d'une denture fonctionnelle et esthétique. Spécialiste en orthopédie dento-faciale, l'orthodontiste effectue un traitement qui consiste à appliquer une force sur une ou plusieurs dents destinée à les déplacer et à les repositionner, afin d'obtenir un alignement parfait.

S'il y a quelques années, on collait de petites plaquettes métalliques (des braquets) sur les dents, aujourd'hui la pose de bagues est exceptionnelle.
En effet, il existe des micros braquets en acier, en céramique, en résine ou en plastique.
Attention ! l'assurance maladie a fixé la limite d'âge pour la prise en charge du traitement orthodontique à 16 ans. Sachez qu'un traitement est généralement long (de 18 mois à 3 ans) et coûteux. Aussi, n'hésitez pas à consulter plusieurs orthodontistes et à leur demander un devis, afin de mieux connaître le déroulement du traitement. Votre enfant devra faire une visite chez l'orthodontiste toutes les 4 à 6 semaines et respecter une hygiène scrupuleuse de ses dents. C'est contraignant mais les résultats obtenus valent l'enjeu.

En pratique

Société française d'orthopédie dento-faciale
www.sfodf.org

✎ Accidents domestiques : le risque est chez soi

Entre 18 mois et 3 ans, les accidents domestiques sont les plus fréquents et les plus dangereux, en particulier chez les garçons hyperactifs, nerveux ou perturbés : intoxications, chutes, brûlures, mais aussi noyades.

✔ Les chutes et autres accidents

Déconseillés aux enfants de moins six ans, les lits superposés sont à l'origine de chutes qui peuvent être graves.

Vérifiez le système de sécurité de vos fenêtres, ainsi que vos balcons, pour éviter les accidents de défenestration dont votre enfant peut être victime à un moment où il échappe à votre attention. Ne laissez jamais de meubles ou d'objets sous les fenêtres. Chaque année, des enfants se tuent ou se blessent gravement en tombant d'une fenêtre ou d'un balcon.

Le danger des portes de garage a été dénoncé, il y a quelques années, par certaines associations de consommateurs. Les enfants jouent à s'accrocher sur les portes basculantes actionnées par cellule photoélectrique et se trouvent prisonniers entre la porte et le plafond. Les fabricants sont tenus de respecter de nouvelles normes de sécurité.

✔ Les brûlures

La casserole pleine dont la queue est tournée vers l'extérieur, la friteuse laissée sur le carrelage ou même l'eau qui sort à 65° du robinet.

Plus fréquent qu'on ne le croit, le biberon passé au micro-ondes qui chauffe au maximum le lait, laissant tiède le récipient. Si vous ne vérifiez pas la température du lait sur le dos de la main, votre enfant risque d'être brûlé à la bouche et à l'œsophage .

Faites attention à ce que votre enfant ne s'approche pas du four, de la plaque électrique, du fer à repasser encore chaud ou du chauffage d'appoint.

✔ L'électrocution

Protégez-le également des circuits électriques, des prises de courant non protégées ; la rallonge restée dans la prise après avoir débranché un appareil ménager que votre gamin ne manquera pas de mettre dans sa bouche, le fil du rasoir qui pend près de la baignoire et avec lequel il s'amuse pendant son bain : danger de mort ! Il existe des cache-prises (munis de système de verrouillage) qui évitent de laisser une prise à nu. N'achetez que du matériel électroménager portant la marque NF électricité.

✔ Le feu

Le barbecue que vous préparez pour les soirées chaudes d'été avec les amis est très dangereux : il suffit d'un coup de vent, d'un feu mourant ranimé avec de l'alcool à brûler pour que le barbecue se transforme en feu de joie qui brûle en premier l'enfant, surtout s'il porte une chemisette en nylon. Installez si possible cet appareil à grillades hors de sa portée et n'utilisez jamais de produits inflammables pour l'allumer.

Ne mettez pas à la portée des enfants des allumettes ou des briquets, éloignez-les des cheminées si elles ne sont pas protégées par des pare-feu.

✔ L'asphyxie et l'étouffement

À un moment donné, l'enfant met tout dans sa bouche au risque de s'étouffer, même avec un petit objet de rien du tout : un bonbon, un petit sujet en plastique ou les inévitables cacahuètes et autres oléagineux.

Faites également attention aux sacs en plastique qu'il mettra sur sa tête pour s'amuser, aux cachettes dont il ne pourra plus sortir (placards, coffres, réfrigérateurs...).

✔ Les intoxications et empoisonnements

Il arrive très fréquemment qu'un enfant soit hospitalisé parce qu'il a ingéré un produit toxique : produit ménager, médicament... Les accidents par intoxication frappent surtout les enfants de moins de cinq ans.

Attiré par les couleurs vives de vos pilules ou gélules (tranquillisants légers, contraceptifs oraux, aspirine), votre enfant s'en empare sur votre table de nuit, votre sac à mains ou sur votre buffet et l'avale pour vous imiter. Plus grave, la pile bouton qui se trouvait dans un jouet et qui se bloque dans l'œsophage, en dégageant dans l'estomac des substances toxiques.

À l'origine d'accidents classiques, les produits ménagers (lessives, liquides, poudres diverses, insecticides, désodorisants) rangés sous l'évier dont le p'tit bout va se saisir. L'incident peut se produire également au moment où vous remplissez la lessive du baril dans la machine à laver. Ou encore ces mêmes produits mêlés aux aliments dans les placards ou mis dans des emballages comestibles (l'eau de javel dans une bouteille de limonade) dont il s'emparera.

Attention aux produits de bricolage et de jardin (désherbant, insecticide, engrais), récupérés sur l'établi et dont certains sont très toxiques.

Les produits de nettoyage caustiques doivent avoir désormais un bouchon de sécurité, mais on ne sait jamais... Surveillez également vos produits de beauté ou de soins corporels que vous laissez dans la salle-de-bains.

Enfin, les plantes d'appartement, aussi séduisantes soient-elles, sont également responsables d'intoxications graves. L'enfant en avale une feuille ou suce carrément la tige.

✔ **L'eau**

Quelques centimètres d'eau peuvent suffire pour qu'un accident mortel survienne : il trébuche, tombe, s'assomme et se noie. Les accidents se produisent surtout dans les piscines et, en particulier, les piscines privées et à la campagne dans les bassins, les mares, les rivières. Il suffit que l'adulte relâche sa surveillance de quelques instants et l'accident survient. Aussi, ne laissez jamais un enfant qui ne sait pas nager seul au bord de l'eau.

Prévention : des gestes qui sauvent

Trois mots clé pour prévenir les intoxications : ranger, surveiller, éduquer.

La plupart des accidents domestiques seraient évités si vous respectiez le minimum de règles de prévention. Au lieu de vous transformer en garde-chiourme rivé sur votre gamin et sur les bêtises qu'il fait, adaptez plutôt votre maison à ce petit être qui n'a pas la notion du danger.

✔ **Dans la cuisine :** tournez les queues de poêles et de casseroles vers l'intérieur et ne le laissez pas s'approcher du fourneau.
Bloquez les tiroirs et les portes de meubles renfermant des produits dangereux par un crochet, solution la moins onéreuse. Pour un prix dérisoire, vous avez également la possibilité d'installer des aimants puissants qui empêchent les enfants d'ouvrir les placards. Sinon, vous pouvez adapter un avertisseur électronique qui déclenche une alarme à l'ouverture.
Installez dans le chambranle des portes des barrières qui permettent à votre enfant de rester dans son coin, à l'abri du danger, sans se sentir isolé. C'est une solution qui

convient tout à fait au moment où vous préparez à manger.

✔ Dans la salle de bains

Posez au fond de la baignoire un tapis anti-dérapant et n'y laissez jamais seul un enfant avant deux ans.

Enfermez systématiquement vos médicaments dans un seul lieu de rangement et placez l'armoire à pharmacie en hauteur, hors de la portée du petit. Pour plus de précaution, fermez-la bien à clé (voir également page 119 l'encadré sur la pharmacie familiale).

Triez régulièrement le contenu de votre armoire à pharmacie et jetez les médicaments périmés.

Ne faites jamais d'automédication en donnant à votre enfant un traitement sans avis médical.

Ne laissez jamais un appareil électrique dans la salle de bains (sèche cheveux, chauffage d'appoint).

Installez un robinet thermostatique sur la baignoire, plus difficile à manipuler chez l'enfant.

✔ Dans la chambre d'enfant et les autres pièces

Mettez des cache-prises, installez des ralentisseurs aux portes pour éviter que votre chérubin se coince les doigts, collez vos tapis, équipez les meubles anguleux de coins de protection en plastique, posez des grillages aux fenêtres ou des crochets qui bloquent les fenêtres entrouvertes. Mettez hors de sa portée les plantes d'intérieur toxiques, ne réglez jamais chaudières et chauffe-eau au-delà de 50°.

✔ Dans l'escalier

Mettez des barrières de sécurité (en bois ou en plastique) en haut et en bas des marches, ainsi qu'une rampe munie de barreaux.

En pratique

• Le portail de la prévention des accidents de la vie courante.
www.stopauxaccidentsquotidiens.fr/
• La brochure « Protégez votre enfant des accidents domestiques-Enfants 0-6 ans » et l'affiche « fenêtre ouverte = danger ».
Sur le site de l'Institut national de prévention et d'éducation pour la santé (INPES).
www.inpes.sante.fr/
Ou sur le site du ministère de la Santé.
www.sante-sports.gouv.fr/
Sur l'onglet « recherche », tapez « accidents domestiques ».
Ou sur le site de l'Institut national de veille sanitaire (InVS).
www.invs.sante.fr
• Institut de prévention des accidents domestiques (IPAD)
www.ipad.asso.fr/
- La brochure « Mieux se protéger des accidents domestiques » éditée par la Mutualité Française.
www.mutualite.fr
Sur l'onglet « recherche », tapez « accidents domestiques ».
- Le dossier sur les « accidents domestiques chez l'enfant »
Sur le site de la Fédération française de sauvetage et de secourisme (FFSS).

Des jouets sans danger

Comment s'y retrouver au milieu des masses de jouets que proposent les boutiques spécialisées ou les grandes surfaces ? Comment choisir les jouets de nos enfants en étant sûr qu'ils ne courront aucun danger ?

☺ Ce qu'il est conseillé de faire

☞ *Privilégier la sécurité*

Vérifiez sur l'emballage du jouet que la marque CE y figure bien. Obligatoire, ce label indique que le produit est conforme à la réglementation européenne en vigueur. Garantie supplémentaire, la marque NF signale qu'un laboratoire indépendant a effectué des tests approfondis.

☞ *La qualité*

Choisissez de préférence des poupées ou des peluches en tissu, en coton bio ou en fibres naturelles ; les poupées en plastique, en synthétique ou avec des composants électroniques, peuvent parfois contenir de nombreuses substances toxiques. Il est conseillé de les laver avant de les offrir à votre enfant.

☞ *Vérifier le jouet*

Regardez si le jouet est vendu avec un mode d'emploi et des précautions d'utilisation ; vérifiez bien que les parties du jouet ne se détachent pas ou qu'elles ne peuvent pas être avalées. Choisissez avant tout un jouet avec des piles logées dans un compartiment fermé avec des vis et assurez-vous régulièrement de leur état : changez les piles dès qu'elles présentent des signes de vieillissement pour éviter l'écoulement de produits chimiques.

☞ *Respectez les indications*

Sur les jouets en plastique comme les figurines, doivent figurer les indications « sans PVC » et « sans phtalates »* Une étude de 60 millions de consommateurs publiée dans son numéro de décembre 2009** a fait justement état de la présence de ces substances toxiques dans neuf articles en plastique sur 25.

* Surtout utilisés dans l'industrie de plastique pour assouplir le PVC, les phtalates sont des plastifiants, présents dans notre environnement quotidien.
** 66 jouets : trop de toxiques sous le sapin. www.conso.net

⚠ À éviter

☞ *Les jouets dangereux*

Ne laissez pas vos enfants utiliser des jouets cassés qui risquent de ne plus répondre aux exigences de sécurité. N'achetez pas les produits qui sont vendus dans des bazars ou à la sauvette : venant souvent de l'étranger, ils ne répondent pas aux règles européennes de sécurité.

• Les poupées miniatures et les cadeaux publicitaires peuvent présenter des dangers car les limites fixées par la réglementation jouets ne les concernent pas.

☞ *Les jouets allergisants*

Attention aux jouets parfumés qui peuvent déclencher des allergies ! Il est préférable d'acheter des jouets avec des colorants alimentaires ou issus de plantes et sans conservateurs.

En pratique : au service des consommateurs

Association nationale de consommateurs et d'usagers. (CLCV)

www.clcv.org

Confédération syndicale des familles (CSF).

www.csfriquet.org

Direction générale de la concurrence, de la consommation et de la répression des fraudes (DGCCRF).

Ministère de l'Economie, de l'Industrie et de l'Emploi.

www.dgccrf.bercy.gouv.fr

Institut national de la consommation (INC).

Publie le magazine *60 millions de consommateurs* :

www. Conso.net

L'organisme européen WECF (Women in Europe for a Common Future) délivre ses 10 conseils pour choisir des jouets sûrs, répertoriés dans un dépliant téléchargeable gratuitement.

www.Wecf.org

✐ Apprenez à votre enfant les règles élémentaires de l'hygiène

Loin d'être acquise, l'hygiène constitue un apprentissage de tous les jours. Aussi, est-il nécessaire de rappeler à votre chérubin les règles élémentaires de propreté et, en particulier, des mains qui, au quotidien, peuvent contenir et transmettre plusieurs milliers de microbes. Comme il porte très souvent ses mains à la bouche, il risque à la fois d'être récepteur et transmetteur d'infections dues à deux types de germes. Les premiers proviennent des voies respiratoires : virus de la grippe, de la bronchiolite et, plus fréquents, de la rhinopharyngite et de la bronchite. Les seconds germes, issus du tube digestif, peuvent se retrouver sur les mains par le biais des matières fécales ; ils risquent de provoquer notamment des gastro-entérites, pour ne parler que du trouble le moins grave et le plus fréquent qui touche un nombre important de personnes en un temps record.

☺ Ce qu'il est conseillé de faire

• Encourager votre enfant à se laver les mains en rentrant de l'école, avant de passer à table, après la sortie des toilettes et, surtout après avoir toussé, éternué ou s'être mouché. Les procédés les plus simples étant les plus efficaces, l'eau et le savon suffisent amplement pour bien se laver les mains. Certains préfèrent recourir au savon liquide, plutôt qu'aux pains traditionnels de savon qui, restant toujours humides, attirent davantage les virus.

L'Institut national de prévention et d'éducation pour la santé (INPES) recommande de se laver les mains pendant au moins 30 secondes, en insistant bien entre les doigts et sous les ongles, avant d'effectuer un rinçage en règle sous l'eau courante.

• Ne pas oublier de se sécher les mains pour éviter que l'humidité ne favorise la prolifération de micro-organismes. « *Des tests ont ainsi montré que les mains humides transmettaient 500 fois plus de bactéries que les mains sèches* », souligne le Dr Saldmann, cardiologue et nutritionniste.[7]

• Donner plutôt à votre enfant des mouchoirs en papier à usage unique.

• Lui apprendre, quand il se lave, à privilégier certaines zones sensibles : oreilles, bouche, pieds et fesses.

• Surveiller qu'il se brosse bien les dents matin et soir.

• Soigner la chevelure : votre enfant doit se brosser les cheveux matin et soir avec une brosse ou un peigne « perso » : on ne les prête pas, on ne les échange pas et on les donne toutes les semaines à laver.

En pratique

Les recommandations de l'institut Pasteur.

« L'hygiène n'a plus de secret pour la population ».

www.pasteur.fr

• Le site de l'institut national de prévention et d'éducation pour la santé (INPES).

www.inpes.sante.fr

La pharmacie familiale

Douleurs dentaires, chutes, piqûres d'insectes… Pour parer aux petits soucis de santé quotidiens, vous devez avoir une pharmacie familiale chez vous. Placée en hauteur, elle sera toujours fermée à clé, surtout si vous avez des enfants en bas âge. Pour une bonne conservation des médicaments, cette pharmacie doit être placée à l'abri de la lumière et de l'humidité, dans un lieu frais (entre 15 et 22 °C).

☞ *Qu'y ranger ?*

Thermomètre, ciseaux et pince à échardes sont indispensables. Compresses stériles, sparadrap, coton, tulle gras, pansements, rouleaux adhésifs et bandes de gaze permettent de panser tous les types de blessures non infectées. Enfin, plusieurs paires de gants à usage unique peuvent être utiles.

Pour assurer les premiers soins, vous devez toujours avoir à disposition des médicaments pour soulager la fièvre et la douleur (aspirine, paracétamol), du sérum physiologique pour laver le nez, les yeux ; une solution antiseptique pour le lavage des plaies, un sirop ou des comprimés pour la toux, une solution nasale antiseptique, ainsi qu'un spray d'eau minérale.

Attention ! veillez à garder dans votre armoire à pharmacie tous les médicaments prescrits sur ordonnance dont l'emballage porte un cadre rouge ou vert. Conservez les médicaments dans leur emballage, avec leur notice, et veillez à bien séparer les médicaments destinés aux adultes de ceux destinés à vos enfants.

À la fin du traitement ou lorsque les médicaments sont périmés, n'oubliez pas de les rapporter à la pharmacie. En aucun cas, ne les jetez à la poubelle, dans les toilettes ou dans l'évier.

En pratique

La Mutualité Française a édité une brochure « mieux maîtriser ma pharmacie familiale ».

www.mutualite.fr

Onglet : actualités/fichessanté/médicament/mieux maîtriser ma pharmacie familiale

ou onglet recherche, taper : « pharmacie familiale ».

Les numéros d'urgence

Samu : 15
Pompiers : 18
Police et gendarmerie : 17
Numéro d'urgence européen :112

Centres anti-poison

Des médecins assurent une assistance permanente téléphonique gratuite (hormis le coût de l'appel).
24 heures sur 24 - 7 jours sur 7
www.centres-antipoison.net/

Centres Antipoison et de Toxicovigilance

ANGERS	02 41 48 21 21
BORDEAUX	05 56 96 40 80
LILLE	0 825 812 822
LYON	04 72 11 69 11
MARSEILLE	04 91 75 25 25
NANCY	03 83 32 36 36
PARIS	01 40 05 48 48
RENNES	02 99 59 22 22
STRASBOURG	03 88 37 37 37
TOULOUSE	05 61 77 74 47

Des numéros utiles pour les pré-adolescents et les adolescents.

• Fil santé jeunes.
Tél : 3224
www.filsantejeunes.com

• Jeunes violence écoute.
Agression, Viol, Racket ?
Un numéro anonyme pour parler : 0800 20 22 23
www.jeunesviolencesecoute.fr

Notes

1. Dr Cohen Solal Julien
Comprendre et soigner son enfant
Ed : Robert Laffont 2004
2. Dr Rossant Lyonel et Dr Rossant-Lumbroso Jacqueline
Votre enfant. Guide à l'usage des parents
Ed : Robert Laffont 2006
3. *Op cit.* (1)
4. Delaube Estelle
Guide des premiers secours- à lire d'urgence !
Ed : Librio/la Mutualité française 2008
5. Lechertier Laure et Piccinini Laurent
Guide de l'automédication
Ed : Librio/la Mutualité Française 2009
6. Frédéric Bérard
Peau et soleil, un capital pour la vie,
Michel Servet 2002
7. Dr Frédéric Saldmann
On s'en lave les mains
Tout connaître des nouvelles règles de l'hygiène
Ed : Flammarion 2007

Bibliographie

Dr Bérard Frédéric
Peau et soleil-un capital pour la vie
Ed : Michel Servet 2002

Dr Cohen Solal Julien
Comprendre et soigner son enfant
Ed : Robert Laffont 2004

Dr Galland Antoine
Questions au pédiatre
Ed : Marabout 2001

Dr Rossant Lyonel et Dr Rossant-Lumbroso Jacqueline
Votre enfant
Guide à l'usage des parents
Ed : Robert Laffont 2006

Dr Saldmann Frédéric
On s'en lave les mains
Tout connaître des nouvelles règles de l'hygiène
Ed : Flammarion 2007

Sites Internet

L'assurance maladie en ligne
www.ameli.fr

Le parcours santé de l'assurance maladie
www.ameli-sante.fr

Doctissimo
www.doctissimo.fr

Le site d'enfant magazine
www.enfant.com

E-santé.fr
www.e-sante.fr

Famili, le site des futurs et jeunes parents
www.famili.fr

France 5
www.france5.fr

Information hospitalière
www.informationhospitaliere.com

Magicmaman
www.magicmaman.com

Le site de la Mutualité Française
www.mutualite.fr

Vidal Eurekasanté
www.eurekasante.fr

Vulgaris médical
www.vulgaris-medical.com

Index

Index (suite)